百万册健康书系列

轻松补肾

健康护肾

臧俊岐　柴瑞震　○主编

重庆出版集团
重庆出版社

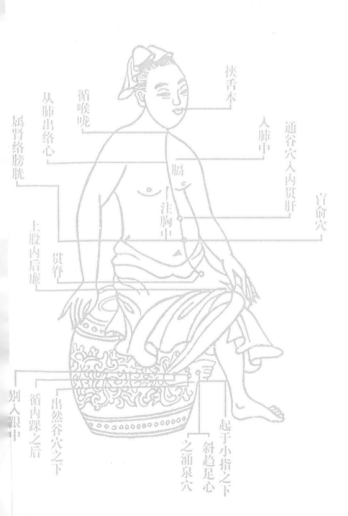

挟舌本

循喉咙

从肺出络心

属肾络膀胱

人肺中

通谷穴入内贯肝

膈

注胸中

肓俞穴

贯脊

上股内后廉

别入跟中

循内踝之后

出然谷穴之下

起于小指之下

斜趋足心

之涌泉穴

图书在版编目（CIP）数据

　　轻松补肾，健康护肾/臧俊岐, 柴瑞震主编.--重庆：
重庆出版社,2015.11
　　ISBN　978-7-229-10251-7

　　Ⅰ.①轻… Ⅱ.①臧… ②柴… Ⅲ.①补肾－基本知
识 Ⅳ.①R256.5

　　中国版本图书馆CIP数据核字(2015)第173884号

轻松补肾，健康护肾
QINGSONG BUSHEN JIANKANG HUSHEN
臧俊岐 柴瑞震 主编

责任编辑：陈渝生　阙　填
策划编辑：江　娜
责任校对：何建云
装帧设计：重庆出版集团艺术设计有限公司·王芳甜

重庆出版集团
重庆出版社 出版
重庆市南岸区南滨路162号1幢　邮政编码：400061　http://www.cqph.com
深圳市雅佳图印刷有限公司印刷
重庆出版集团图书发行有限公司发行
邮购电话：023-61520646
全国新华书店经销

开本：720mm×1016mm　1/16　印张：16.5　字数：165千字
2015年11月第1版　2015年11月第1次印刷
ISBN　978-7-229-10251-7

定价：26.80元

如有印装质量问题，请向本集团图书发行有限公司调换：023-61520678

目 录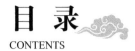
CONTENTS

[第三章] **经穴补肾，固本培元**

一、"人禀天地之气以有生"——品肾经上27个穴位 / 080

[第四章] 细节补肾，涓流入海

[第五章] 西医肾病患者饮食调养方案

[附录] **具有肾毒性的西药一览**

第一章 ◎ - - - - - - - - - - - - - - - - - -

补肾之前须先知

　　中医认为肾为先天之本。先天之物乃遗传所得，它来之不易，如果在年轻气盛之时就将其消耗殆尽，那么人的生命也就随之完结，"呜呼哀哉"了。所以我们要保护好我们先天的肾气，中医称之为"藏"。说到这里，我不知道有人看出来问题没有——既然想减少消耗，那么为什么不想方设法直接使其增加，如此一来我们不就有更多的肾气可以消耗了吗？所以现在人们为了弥补先天肾气的不足，可以说是"肆虐"性地补肾，只要一听说什么东西对肾好、什么东西养肾就通通地买下，而后慢慢地"享受"，殊不知这样给身体带来的危害有多严重。

一、没事乱补肾，等于吃毒药

不仅是西药不能乱服（几乎所有的抗感染的药物都可能造成肾损害），一些补益类的中药（如壮阳药）亦不可自行服用，尤其是长期过量服用。若是"度"没有掌握好，即使是最安全的水，也可能因过量饮用而导致反应迟钝、"水中毒"，乃至死亡。胡乱自服补肾之药物，诸君认为可取乎？

西医所说之肾脏，是药物代谢和排泄的重要器官。由于目前药物种类繁多，加之药物滥用问题严重，所以由药物引起的肾损害日益增多。

陈先生平时工作繁忙，所幸年轻力壮，倒也没觉得累。偶尔有点小毛病，自己到药店买点药吃，很快就好了。可是，最近一段时间他经常加班熬夜，又加上天气变化无常，结果患了感冒，总是头痛、鼻塞、想睡觉。陈先生像平常一样，买了1盒感冒胶囊，因想感冒快点好，就没有按说明书规定的用量吃，当晚就多吃了2粒，第二天早上又多吃了1粒。没想到，到了下午，头痛、鼻塞不仅没好转，腰也痛了起来。陈先生赶紧去了医院。

医生一检查，发现其有蛋白尿、血尿，肾功能也不正常。医生立即让陈先生入院，肾穿刺检查结果提示是过敏性间质性肾炎。过敏？是什么过敏呢？经过仔细问诊，医生诊断陈先生吃的感冒胶囊"闯祸"的可能性最大。经停药和抗炎、保肾治疗，陈先生很快康复。从此，他再也不敢乱吃药了。

不仅是西药不能乱服（几乎所有的抗感染的药物都可能造成肾损害），一些补益类的中药（如壮阳药）亦不可自行服用，尤其是长期过量服用。

譬如，中药中有一味补肾壮阳药——海马，其本无毒，但是若是长期过量服用，或服用之人为新生儿或肾功能不全者，就会出现一定的肾损害症状。

笔者在行医过程中就接触过2例因服食海马中毒并伴有肾功能损伤[①]的男性新生儿病例，还有多例慢性肾功能不全者因过量服用含有海马的偏方后，引起口干、发热、恶心、腰痛、下肢浮肿等症状，使其原有之肾功能损害加重的情况。

这些患者经系统对症治疗后，基本上都痊愈出院。

后来，笔者将这些例子告诉我的学生后，他们个个惊诧，说以后再也不敢服用海马了。这就属于矫枉过正了。其实，只要掌握好剂量（《中国药典》言其常规用量为3~9克）、使用禁忌（婴幼儿、孕妇、阴虚阳亢者禁服，肾功能不全者慎服）等，在医生指导下规范用药[②]，海马亦不失为一味补肾壮阳之良药。

若是"度"没有掌握好，即使是最安全的水，也可能因过量饮用而导致反应迟钝、"水中毒"，乃至死亡。

过量饮水可致反应迟钝：近年来"饮水健康疗法"风靡一时，倡导者认为：多喝水能使皮肤更有光泽、更富有弹性，大量饮水能把体内代谢物及时清扫干净，以防患结石症。但是，短时间大量喝水后，人体易产生疲倦感，呕吐，心跳加快，头晕眼花。这是因为饮水过多冲淡了血液中以钠为主的电解质浓度，导致脑细胞水肿颅内压增高。

过量饮水可致"水中毒"：人在大量出汗后，有补水的需要，但猛喝水会导致水向细胞内转移，使得细胞内的水量过多，引起水与钠等电解质平衡紊乱，造成"水中毒"。术后的病人如果大量饮水，也易引发"水中毒"。

过量饮水可致死：英国有一男子（戴维斯，32岁）因经常唇干舌燥，每天狂饮几升的水，终致死亡。

水尚如此，况乎药物？

补肾之中药，虽属补益药的范畴，但总归是药。是药就有一定的副作用！是药就不能长期大量服用！是药就得谨慎对待！在英文中，药物一词就含有毒物的意思；在中国，也有诸如"是药三分毒"这样的谚语。胡乱自服补肾之药物，诸君认为可取乎？

若是确有肾虚者，应在医生指导下对症开方，按时、按量服用，切勿贪图方便而随意购买补肾中药服用。平时调养，则可选择平和之食疗（非药膳）、经穴养生等方法。

【注释】

①我国民间有给新生儿服用海马的习惯，认为有"壮奶"之功，可让其以后少生病，故常将海马煎水给出生三天内的新生儿服用，由此而导致中毒（伴肾损害）。

②中医注重药物配伍，有些药物由于相互作用，而能减轻或消除原有的毒性或副作用。只要配伍得当，大毒之药都可入药方之中，何况海马乎？

二、补肾之前先调理好脾胃

只有先将脾胃功能调理好，才能将吃进体内的有补肾作用的食物和药物进行良好的消化、吸收，以更好地发挥这些食物、药物的效用，达到益肾强身的目的。其次，肾中精气充足与否，与脾胃功能是密切相关的。如果脾胃健旺，水谷精微充足，不断滋养于肾，才使肾中精气盈满。再者，若脾阳虚衰，失去对肾的制约作用，则使开阖不利，影响水液的吸收和排泄，导致水液潴留、泛滥为患……

五行之中，脾（胃）属土，肾属水。按理说，土是克水的。那补肾之前怎么还要先调理脾胃呢？

其原因有如下三点：

有胃气则生，无胃气则死

中医临床治病非常重视保护"胃气"，即保护脾胃功能，认为"人以胃气为本"，常以胃气之有无而断预后之吉凶，故有"有胃气则生，无胃气则死"之说。事实上也是如此，很多病人一旦得了病，就吃不下饭（或吃得很少），这时病就很难好。而当病人想吃东西又吃得下时，就代表着他的身体机能已趋康健，疾病也在慢慢转愈。所以，当一个人身患疾病时，提升胃气（调理脾胃）乃为首要任务。

而肾虚之人在补肾之前，亦须顾护"胃气"。即在服用补肾品之前先将脾胃功能调理好，以便有能力消化吸收；或者在服补肾之品的同时，加用健脾和胃、理气消导之品，以资运化。

一些人肾虚症状很明显，且脾胃运化功能不佳，于是吃补肾的东西，却没有多大效果，反而出现了上火的症状。这种"虚不受补"的情况，就因为脾胃功能没有调理好，所以补不进去。

试想一下，若是脾胃连一些寻常食物都难以运化，那么补肾的一些个药物、滋补品什么的，就更难消化、吸收了。

现在不少人脾胃功能都欠佳，故补肾更需从调养脾胃开始。

只有将脾胃功能先调理好，才能将吃进体内的有补肾作用的食物和药物进行良好的消化、吸收，以更好地发挥这些食物、药物的效用，达到益肾强身的目的。

若是不顾脾胃功能好坏与否，就一顿乱补，其结果往往是：肾没补好，却给脾胃造成严重损害。最后，补药滞留而不消，又加重脾胃之负担，使脾胃更虚，肾虚之症状亦未改善半分。

以后天补养先天

肾为先天之本，能藏精，精又能生骨髓而滋养骨骼，所以肾有让人保持精力充沛、强壮矫健的功能。

而肾所藏之精，有"先天之精"和"后天之精"之分。"先天之精"来源于父母，"后天之精"则全赖脾胃运化的水谷精气所化。

肾中精气充足与否，与脾胃功能是密切相关的。如果脾胃健旺，水谷精微充足，不断滋养于肾，就能使肾中精气盈满。如果脾胃虚弱，肾中精气不足，就会导致肾虚。

有人打一比喻——肾就像一个水缸，十分之形象。水缸的大小决定了能装多少水，这是先天因素；而水缸里实际装了多少水，看的就是后天因素了。

这就是"以后天补先天"之说，即先天不足可以通过调理后天的脾胃来弥补。

脾土制肾水

相克，是另一种形式的相生。

没有规矩的制约，就没有自由之喜悦；没有对手的步步紧逼，就没有自己的全力以赴；没有对于死的恐惧，就不会有对于生的渴望……

脾与肾，亦是如此：肾主水，司①开阖②，使水液的吸收和排泄正常，但这种开阖作用，有赖脾气加以制约（前人用五行术语概括为"土能制水"）。若脾阳虚衰，失去对肾的制约作用，则使开阖不利，影响水液的吸收和排泄，导致水液潴留、泛滥为患，出现水肿、腹水、小便不利等阳虚水肿的征候（称之为"土不制水"）。

【注释】

①司：主管，操作。

②开阖：肾有司开阖的作用。开，则水液得以排出；阖，则机体需要的水液得以在体内潴留。如果肾的气化正常，则开阖有度，尿液排泄也就正常。如果肾主水的功能失调，开阖失度，就会引起水液代谢紊乱。如阖多开少，可见尿少、水肿；开多阖少，则尿多、尿频。

三、补肾，当辨清肾虚类型

肾阳虚证的典型特征就是怕冷。肾阴虚证的典型特征就是燥热。肾气不固证最突出的表现就是固涩能力减弱，即精、尿、胎、带不能封藏固摄。肾精不足证最突出的特征就是生长发育的障碍：小儿表现为发育迟缓、囟门迟闭、骨骼痿软，成人则表现为过早衰老。

在看病过程中，经常会碰到那种自行诊治的病人，最后都因为吃药后病症加重而来就医。

譬如有肾阳虚者而自服六味地黄丸，结果服后症状加重，而且还经常拉稀、不想吃饭；有肾阴虚者而自服金匮肾气丸，结果上火症状益甚，出现了流鼻血、口干咽燥、口腔溃疡、便秘等症状。

以上两者，一个属于"雪上加霜"，一个则属于"火上浇油"。

若是在补肾的时候，仔细辨证，以上情况当可避免。

辨清肾阳虚证

肾阳虚证是指由于肾阳虚衰，温煦失职，气化失权所表现的一类虚寒征候。所以其典型特征就是怕冷。在肾虚的同时伴有寒冷的征象，就是肾阳虚了。

其具体征候如下（含机理分析）：

肾阳不足，脏腑经络失于温养，气血运行无力，不能上荣于面，故见面色㿠白；若肾阳极度虚衰，浊阴不化而弥漫肌肤，则面色黧黑无泽。

肾阳虚衰，不能温煦肌肤，故畏寒怕冷。

肾阳虚弱，无力振奋神气，故精神不振。

肾主骨，腰为肾之府，肾阳虚衰，不能温养腰府及骨骼，故腰膝酸软。

肾主生殖，肾阳不足，生殖机能减退，则可见男子阳痿不举、早泄或女子宫寒不孕。

肾阳不足，脾失温煦，可见久泻不止、完谷不化或五更泄泻、腹胀食少等症。

肾阳虚衰，膀胱气化乏力，水液内停，可见浮肿、腹部胀满等症。

舌淡胖苔白，脉沉弱无力，均为肾阳虚衰、气血运行无力的表现。

肾阳虚证的治疗以温补肾阳为主，常用中成药有金匮肾气丸、右归丸、龟鹿补肾丸之类。

辨清肾阴虚证

肾阴虚证是指由于肾阴亏损，失于滋养，虚热内生所表现的征候。其典型特征就是燥热。在肾虚的同时，伴有燥热的征象，就是肾阴虚了。

其具体征候如下（含机理分析）：

肾主骨生髓，腰为肾之府，肾阴不足，髓减骨弱，骨骼失于濡养，故腰膝酸软无力而痛。

脑为髓海，肾阴不足，则髓海失充，故头晕耳鸣。

肾阴亏损，虚热内蒸，则可见潮热盗汗、五心烦热、咽干颧红等。

妇女以血为用，肾阴亏虚则经血来源不足，所以女子月经量少，甚则闭经；阴虚内热，虚热迫血妄行，或可见崩漏不止。

舌红少津，脉细弱，为阴虚内热之征。

肾阴虚证的治疗以滋补肾阴为主，常用之方剂有六味地黄丸、左归丸、左归饮之类。若心肾不交，可选黄连阿胶汤；肝肾阴虚，肝阳上亢，可选杞菊地黄汤、镇肝熄风汤；相火妄动，可选知柏地黄丸；肺肾阴虚可选百合固金汤、麦味地黄丸等。

注：六味地黄丸等滋补肾阴的药，配方中阴柔的药多一些，吃了后会妨碍消化功能。因此脾胃功能弱、消化不良者要慎吃。老人一般脾胃功能不强，服用更要谨慎。间断吃，影响不大，若长期连续服用的话，就不可取了。

辨清肾气不固证

肾气不固证，是指肾气亏虚固摄无权所表现的一类征候，多因年高肾气亏虚，或年幼肾气未充，或房事过度，或久病伤肾所致。肾气不固证最突出的表现就是固涩能力减弱，即精、尿、胎、带不能封藏固摄。

其具体征候如下（含机理分析）：

肾气亏虚则机能活动减退，故神疲；气血不能充耳，故耳鸣。

肾气虚，骨骼失之温养，故腰膝酸软。

肾气虚，固摄无权，膀胱失约，故小便频数而清长，或夜尿频多，甚则遗尿、尿失禁；排尿机能无力，尿液不能全部排出，可致尿后余沥不尽。

肾气不足，则精关不固，精易外泄，故男子滑精、早泄。

肾气亏虚而致冲任亏损、下元不固，则见女子带下清稀、胎动易滑。

舌淡苔白，脉沉弱，为肾气亏虚之象。

肾气不固证的治疗以补肾固摄为主。如是以小便不能固摄为主，可用五子衍宗丸等；如果是以精液不能固摄为主，则可用金锁固精丸等；如果是女子带下清稀，可用巴戟口服液等；如果女子因肾气亏虚而致胎动不安、滑胎，则可用寿胎丸等。

辨清肾精不足证

肾精不足证最突出的特征就是生长发育的障碍：小儿表现为发育迟缓、囟门迟闭、骨骼痿软，成人则表现为过早衰老。

其具体征候如下（含机理分析）：

肾精不足，不能化生气血以充养肌肤骨骼，故小儿发育迟缓。

肾主骨，骨能生髓，脑为髓海，肾精不足，脑髓空虚，故见小儿智力低下、动作迟缓、记忆力减退。

精亏髓少，骨骼失养，则小儿发育迟缓，囟门迟迟不闭，骨骼痿弱而软，成年则过早衰老。

肾精亏少，生殖之精不足，故男子精少不育。

肾精不足，冲任失养，故女子闭经不孕。

肾精亏虚，不能化生肾气，肾气虚弱，故性功能减退。

肾开窍于耳，脑髓失充，故常耳鸣耳聋。

肾精亏虚，肾气不足，气血虚弱，故精神疲惫。

舌淡苔白，脉细无力，为气血不足之象。

肾精不足证的治疗以补肾填精为主，常用中成药有固本延龄丸、参茸丸、河车补丸等。但需注意，肾精不足是慢性虚损性征候，故在药物治疗的同时，要配合饮食调养及体育锻炼，方能获得满意效果。

四、你对"肾虚"的误解有多深

有人误将男子性功能减退，如阳痿、早泄等，皆归结于是由肾虚而引起。这属于认知狭隘。有人误将西医所言之肾病等同于中医之肾虚。其逻辑是：得了肾病就说明肾不好，肾不好就是肾虚。此大谬也。还有人一有腰痛就视之为肾虚。此亦谬也。

当今社会，"肾虚"这个词开始越来越频繁地出现在报纸、电视等各种媒体上。然而，人们对"肾虚"的了解并没有因此而增多，反而让很多人对"肾虚"产生了各种各样的误解。

其一，误将男子性功能减退，如阳痿、早泄等，皆归结于是由肾虚而引起。这属于认知狭隘。我们知道，在中医体系中，任何一种病症，都有多个证型。就拿阳痿来说，命门火衰（可理解为肾阳虚较甚者）只是其证型之一，此外，尚有肝郁不疏、湿热下注、心脾受损、血脉瘀滞等。若是阳痿证属湿热下注者（如嗜酒过度，久之而变生湿热，浸淫肝经，下注宗脉，而致阳痿），而服以大温大热之补肾壮阳药，必使湿热更甚，从而加重病情。

再者，即使是阳痿证属命门火衰者，也不是一味地服用温肾壮阳的药就可以了，而须在此基础上再配伍养血滋阴的药，如熟地、当归、枸杞子等，以达到阴阳相济的目的，即所谓"阳得阴助，而生化无穷"。

其二，误将西医所言之肾病等同于中医之肾虚。其逻辑是：得了肾病就说明肾不好，肾不好就是肾虚。此大谬也。

西医所言之肾，是一个解剖学上的具体脏器，属于泌尿系统的一部分，通过排泄代谢废物，调节体液，分泌内分泌激素，以维持体内内环境稳定，使新陈代谢正常进行。

中医所言之肾，是一个模糊的藏象学概念，其功能散在于内分泌、泌尿、生殖等系统之中（肾藏精、主水、主骨、主纳气、上开窍于耳、下开窍于二阴、司二便），更像是一个功能性系统。

若将西医所言之肾比作橘子，肾病就好比是橘子上生了霉菌。

若将中医所言之肾比作季节，肾阴虚就像干燥的秋，肾阳虚就像阴冷的冬。秋燥季节，人需要多喝水、多吃水果（肾阴虚，人亦烦热、咽干，需滋补肾阴）；寒冬节气，人需要多晒晒太阳（肾阳虚，人亦畏冷，需温补肾阳）。

假如一个橘子它在春天或夏天里生了霉，又关秋、冬何事呢?

这就是说，只有当肾病表现为肾虚证时才应该补肾，肾病没有肾虚证的表现时就万万不能盲目补肾。

若是一肾病患者，经中医辨证为风水泛滥证，本当治以利水消肿，却滥用补肾之药，其后果可想而知。

再者，即便其属肾虚征候，亦须仔细问诊、摸脉、观舌苔等，看其有无他脏之虚或兼夹实邪。怎可一补了之!

其三，一有腰痛就视之为肾虚。此亦谬也。

或许是受到广告或街头刊物中宣传内容的影响，相当部分中青年男性一有腰痛，就容易对号入座，把自己的腰痛自诊为肾虚。

虽然腰部酸痛为肾虚常见症状之一，但并不能因此就说腰痛就是肾虚引起的。除了素体禀赋不足、久病体虚、年老精血亏衰、房劳过度等引起肾精亏损，使经脉无以为养而发生腰痛外，引起腰痛的病因还有风、湿、寒、热之外邪（以寒湿和湿热为常见）、挫闪外伤、过度劳累等。

而以西医观之，多种疾病均可出现腰痛、腰酸。一般可分为4大类：第1类为脊柱疾患，如类风湿脊柱炎、肥大性脊柱炎、结核性或化脓性脊柱炎等；第2类为脊柱旁软组织疾病，如腰肌劳损、纤维组织炎等；第3类为脊神经根受刺激所致的腰背痛，如脊髓压迫症、急性脊髓炎等；第4类为内脏疾病，如肾病（肾盂肾炎、急慢性肾炎、肾结石、肾结核、肾下垂、肾积水、肾积脓等），以及急性胰腺炎、穿透性溃疡、胆囊炎、胆石症、慢性前列腺炎等。

只有当以上疾病以腰痛为主要症状，且辨证为肾虚（肾精亏损）时，才可参照肾虚证进行施治。而不能将腰痛一概而论归之为肾虚。如果不辨缘由，盲目补肾，很可能会耽误其他造成腰痛的疾病的诊治。

五、名为壮阳，实为损阳

中国古代400多位皇帝，其平均寿命竟不到40岁。他们的死因虽然繁复多样，但不少与过量服食"春药"有直接的关系。服用"春药"，看起来是在壮阳，实际上则是在损阳，就像是往人身体内放了一把大火，通过燃烧来强行完成"不可能的任务"，其本质上是对生命的损耗……

"春药"泛指能催发情欲的药物，人们常用它来激发性欲、提高性生活时的欢愉程度。在中国古代，"春药"多由温肾壮阳类药物制成，其中常见的有附子、肉桂、阳起石等，还有动物的阴茎和睾丸。中医认为，这些药物多是大辛大热之品，过量食用会损害身体健康。如果滥用

"春药"，以图一时之快，不但影响性功能，还会影响寿命。

中国古代400多位皇帝，其平均寿命竟不到40岁。他们的死因虽然繁复多样，但不少与过量服食"春药"有直接的关系。他们或直接死于"春药"中毒，或因服食"春药"起病折寿。

清代医家陈士铎在《石室秘录》中这样说道："人有头角生疮，当时即头重如山，第二日即变青紫，第三日青至身上，即死。此乃毒气攻心而死也。此病多得之好吃春药……"其详细地描述了"春药"可能对人体造成的危害。

所以，切莫为求一时之快而抱憾终生。

服用"春药"，看起来是在壮阳，实际上则是在损阳。人体内的阴阳，十分之有限，若是强行服用"春药"以激发肾阳，就像是往人身体内放了一把大火，通过燃烧来强行完成"不可能的任务"，其本质上是对生命的损耗：①"春药"的直接效应是激发性欲，导致性交过度。而性味燥烈的药物与过度性交造成精气大量损伤，是促成虚劳、早衰，甚至死亡的原因。②"春药"的功能是暂时性的，好似"煽风点火"，促成的快感不仅提高了性器官的兴奋阈值，而且使性器官始终陷于一种不能及时得到恢复的疲劳状态，最终酿成更严重的衰退。

而西方之"春药"，更是五花八门，如性激素、勃起功能改善药、刺激性物质、催淫剂等等。其本质与中国古代之"春药"相似，而其害甚之。

譬如大名鼎鼎的勃起功能改善药——西地那非[①]。其作用机理是：通过抑制磷酸二酯酶5（PDE5），而使阴茎海绵体平滑肌松弛，血液充盈，使ED（勃起功能障碍，俗称"阳痿"）患者对性刺激产生自然的勃起反应。在这一系列药物反应的过程中，西地那非起的乃是扩张血管的作用。如果不遵医嘱而擅自服用西地那非，很可能会导致严重的不良反应，特别是一些有冠心病、高血压或年纪偏大的男性，有可能会引起心肌梗死、血压过低、心脏休克等，甚至猝死。

某些男性本无勃起功能障碍，而欲服用西地那非以助"性趣"，非但起不到催发性欲的作用，长期以往，反而会对身体造成不利[②]。

【注释】

①西地那非：是由美国辉瑞研制开发的一种口服治疗ED（勃起功能障碍，俗称"阳痿"）的药物，其商品名为"Viagra"，中文译作"万艾可"，俗称"伟哥"。

②西地那非只是血管扩张药，故而服用后并不能引起性欲。其作用只是在出现性欲冲动时，帮助ED（勃起功能障碍，俗称"阳痿"）患者恢复正常的勃起功能。

六、补肾药酒，少喝为宜

一个正常的男性长期服用浸有动物鞭的药酒，就等于每天都在额外地给自己补充雄激素，而这种外源性地补充雄激素的方式并不会增强性欲和性交能力。暂且抛开药酒中各种配方的药用价值和营养价值不谈，光是"酒精"这一项，就有可能会给身体带来损害。

一直以来，民间都有自酿药酒饮用的习惯。其中，深受中国广大男性欢迎的，非补肾壮阳酒莫属。而诸多补肾壮阳酒中最受欢迎的，则莫过于浸泡有鹿鞭、羊鞭、狗鞭等各种动物鞭的药酒了。不少男性认为，每天饮用浸有动物鞭的药酒，可以使自己更"强大"。

不可否认，饮用这些浸有动物鞭的药酒，会有某种程度上的"壮阳"功效，而补肾则无从谈起。更何况，这种所谓的"壮阳"功效，说到底也只是因为（浸在酒中的）动物鞭中雄激素的含量相对较高的缘故。

一个正常的男性长期服用浸有动物鞭的药酒，就等于每天都在额外地给自己补充雄激素，而这种外源性地补充雄激素的方式并不会增强性欲和性交能力。相反，大量的临床资料显示：长期大量或中等剂量应用雄激素（如饮用浸有动物鞭的药酒），可通过负反馈机制抑制下丘脑—垂体—睾丸轴系，使得睾丸渐渐萎缩，精子的生成减少或消失。有的甚至会产生严重的心理依赖。

临床上，男性补充雄激素有着严格的剂量限定。男性只有在性腺机能减退等情况下，才需要额外服用睾酮或其他药物来增加体内雄激素的量，而且需在医生的指导和严密观察下使用，以维持正常的男性性征。

即使是身体机能逐渐衰退的老年男性，亦不可长期应用雄激素（如饮用浸有动物鞭的药酒）：一是效果不恒定，二是会对健康带来威胁，容易引起前列腺增生。

至于市面形形色色的宣称有补肾壮阳等功效的保健酒，就更不靠谱了。

一是当前市场上保健酒鱼龙混杂。有个别厂商，往白酒里稍加入些药材，就宣称自己生产的是"保健酒"，甚至有的产品连正式批号都没有。而在标准管理上，保健酒并没有自己的标准，参照的是白酒的标准。

二是不少保健酒厂商存在过度宣传产品的现象。目前保健酒批准的保健功能主要是缓解疲劳或免疫调节，那些打着保健、滋补、壮阳、强身等旗号的保健酒，就属于过度宣传。

再者，不管是什么配方的药酒，几乎都是用度数较高的白酒（50度或以上）泡制而成。暂且抛开药酒中各种配方的药用价值和营养价值不谈，光是"酒精"这一项，就有可能会给身体带来损害。尤其是很多不宜饮酒之人，如湿热或痰湿蕴结、阴虚、失血、酒精过敏者及痔疮、精神病、高血压、动脉硬化、肝炎、肝硬化、支气管炎、肺结核、癌症、胃溃疡、口腔炎等患者。

若是过量饮酒，其对身体的损害尤甚。

易导致营养缺乏：过量饮酒在短时间内就会引起消化系统功能的紊乱，加之过量饮酒抑制食欲，摄入的食物减少，而酒精又会损伤肠黏膜，直接影响小肠对摄入食物中营养元素如蛋白质、维生素和矿物质等的吸收。

易损害肝脏：酒中含有酒精，酒精对人体的组织器官有直接的毒害作用，其中伤害最重的部位就是肝脏。大约95%的酒精要靠肝脏来代谢分解，这要动用肝细胞内的乙醇脱氢酶，将其转化为乙醛，而分解后的乙醛对人体有害，最终影响到肝脏的正常代谢。

易伤害大脑组织：过量饮酒不仅伤害肝脏，还伤害神经系统，最主要的是严重抑制了大脑正常功能的发挥（对人的记忆力、注意力、判断力、身体功能及情绪反应都有损害）。

易致骨质疏松：长期过量饮酒者肝脏解毒代谢功能下降，影响到营养物质的吸收，使机体对钙的代谢失衡，食物中钙的吸收能力下降。而大量骨钙流失，尿中排钙也增加，则会导致骨骼严重缺钙。在醉酒状态下，骨的灵活性下降与骨钙流失，更易使人发生骨折。

易引发中风：嗜酒为诱发中风的三大主要因素之一。

此外，经常饮酒，还会导致患癌风险增加（与量之大小无关）。因为无论是啤酒、红酒、白酒、药酒，还是其他含酒精饮料，都属于一类致癌物[1]（对人体有明确致癌性的物质或混合物）。世界癌症研究基金会（WCRF）专家组对于含酒精饮料的评价如下："含酒精饮料是（诱发或导致）口腔癌、咽癌、喉癌、食管癌、结肠/直肠癌（男性）和乳腺癌（女性）的原因之一；很可能是（诱发或导致）肝癌和结肠/直肠癌的原因之一。"

总而言之，无论是自制药酒，还是其他含酒精类饮料，均少饮为宜。而且，男性如果在不确定自己身体病疾的情况下，仅凭个人感觉认为身体有点虚了，就盲目饮用药酒（或保健酒）来补一下，结果可能会越补越虚。

最后需要澄清的是，笔者并非否定药酒的治疗作用（诚然，在治病疗疾方面，药酒是出色的），而是不推荐长期饮用药酒而只是将其作为保健之用（如补肾壮阳等）。如果实在要喝，则需注意以下几点：①药酒配方须由专业医师开出或检验；②确认自己的体质是否适合饮用药酒；③无相应征候，则不应随意饮用；④小剂量、间隔服用（很多以"适量饮酒有益健康"为借口灌酒的人，喝起酒来都不会只停留在"适量"的范围）。

【注释】
①世界卫生组织（WHO）下属的国际癌症研究机构（IARC）将致癌物质按照危险程度分为4类，其中酒精饮料被归类为一类致癌物，与黄曲霉素等同属一级。

七、"男"言之隐，也须心药来医

无论是从西医来看，还是中医来看，打开心结、释放压力，才是男性远离或治疗阳痿最重要的一步。早泄，也是如此（其亦多由心理因素造成）。

阳痿，西医称之为勃起功能障碍（Erectile dysfunction，ED），为男性性功能障碍的一种，指性交时阴茎不能勃起，或勃起不坚，或维持勃起时间较短，妨碍性交或不能完成性交，病程达3个月以上者。

以西医观之，引起阳痿的原因大致可分为器质性疾病和心理因素两大类。器质性疾病，如糖尿病、高血压、动脉粥样硬化、泌尿生殖器慢性炎症（如睾丸炎、附睾炎、尿道炎、膀胱炎、前列腺炎）等，皆可引起阳痿。

心理因素，则占阳痿病因的50%～85%，而且原因多种多样。

或由于世俗对手淫行为的危害性过于夸大，将那些本属正常现象的性释放行为说成是道德沦丧，从而使其背上心理包袱。

或受到过不良的性信息刺激，比如黄色书刊、录像、影碟等宣传的病态性行为，误导其过分看重性能力，当自己不如人时，就造成了心理压力。

或对自己的"阴茎短小"过分担心，认为自己的没有别人的那么大，怕不能满足妻子的性要求。

或过分强调丈夫对妻子性满足的责任，认为要是有一次不能满足妻子的需要，就是自己出了毛病。

或平时心理素质差，当在性生活过程中稍受妻子的责备，就耿耿于怀，待下次过性生活时也不能摆脱这种心理压力。

……

此外，若是由于器质性阳痿未得到及时的治疗，患者心理压力加重，害怕性交失败，便会使其治疗更加复杂。

中医也认为，心理因素在导致阳痿的诸多病因中占据重要地位：①抑郁伤肝：情志不遂，所愿不得，或悲伤过度，郁郁寡欢，致肝气郁结；暴怒气逆，肝疏泄太过，均可致肝失条达，气血不畅，宗筋①失充，致阳痿不举。②心脾受损：思虑忧郁，损伤心脾，则病及阳明、冲脉。且脾胃为水谷之海、生化之源，脾胃虚必致气血不足，宗筋失养，而导致阳痿。

故而，无论是从西医来看，还是中医来看，打开心结、释放压力，才是男性远离或治疗阳痿最重要的一步。

早泄②，也是如此（其亦多由心理因素造成）。若能自我调节情绪、释放压力或经心理疏导（同时正确使用药物），往往可使性交时间逐渐延长，性生活逐渐协调，直至早泄现象完全消失。若进一步精神紧张，乃至恐惧，则可加重病情，甚至并发阳痿。

上个月，我就接诊过多例因心理压力过大而导致阳痿、早泄等症的患者。其中有一个患者让我印象特别深。

他姓陈，33岁，是一家公司的仓库管理员，性格比较内向，有事喜欢闷在心里。陈先生刚结婚的几年里，和妻子的关系融洽，性生活也基本和谐。近2年来，由于陈先生的妻子在公司表现突出，提升到了管理职位，工作比较忙，所以他们平时很少有机会过性生活。陈先生看着妻子一步步高升，自己还是"原地踏步"，心里难免有些自卑。在生活中，小两口关系异常紧张，吵架成了家常便饭，甚至在俩人亲热时，仍有些小摩擦。现在，他每次过性生活时，勃起都比较困难，成功的次数比较少，或者刚一兴奋就流精了，很难再勃起。

听完陈先生自述病情后，再给他诊脉，并仔细观察他的神色及舌象，发现其症乃为抑郁伤肝所致。肝喜条达而恶抑郁，肝气郁结也就是情绪不舒畅了，容易导致有性无趣，无性可续，时间一长，男人很容易出现勃起障碍，因此治疗当从疏肝解郁着手，先疏肝再养肾。除了常规开方外，我嘱咐陈先生一定要在近期和妻子一起去省外或国外旅游一次。陈先生不解。我只是笑着跟他说："等你和你妻子旅游回来了，你就知道了。"

其实，让陈先生和他妻子旅游只是一个手段，能让他们在旅游的过程中相互扶持、相互倾诉，渐渐相互理解、相互包容，最后将陈先生心结打开才是我之本意。

果不其然，十余天后我就收到了一条来自陈先生的感谢短信。

【注释】

①宗筋：指阴茎。《素问·痿论》："入房太甚，宗筋弛纵，发为筋痿，及为白淫。"

②早泄：西医称之为早发性射精（Premature ejaculation），是指进行性行为时男性射精过早。西医治疗时，主要原则为减低阴茎龟头的敏感度，如使用较厚的安全套，或使用药物轻量麻痹阴茎知觉等。中医治疗时，若属肝经湿热，则治以清泻肝经湿热，方用龙胆泻肝汤加减（方中木通之基原须为木通科木通、三叶木通或白木通的藤茎）；若属阴虚火旺，则治以滋阴降火，方用知柏地黄丸、大补阴丸或三才封髓丹加减；若属肾气不固，则治以补肾固精、滋阴温阳，方用金匮肾气丸、济火延嗣丹、补天育麟丹等加减。

第二章 ◎

食物补肾，
平和为要

　　在中医学中，多数医学者认为，补肾对人体来说是非常重要的。中医学又认为，补益之物，药补不如食补，而食补平和为宜。也就是说在食补方面，使用的食材不能是大热、大寒之物，而均是一些缓和的常规食材。本章将介绍日常生活中，我们经常使用的一些平和补肾的食物有哪些，其具体做法有哪些，尝试后将让您受益无穷。

一、桑葚——滋阴之品

　　桑葚味甜多汁，是人们常食的水果之一，农村较为多见，在民间被誉为"圣果"。《本草经疏》言其"甘寒益血而除热，为凉血补血益阴之药。消渴由于内热，津液不足，生津故止渴"。食用时因其滋阴效果佳，生津润肠之力强，故脾胃虚寒及大便溏者忌食。

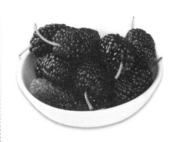

【别名】葚，桑实，乌椹，黑椹，桑枣，人精等。

【性味归经】甘，寒。入肝、肾经。

【功效】滋阴养血，补肝益肾，生津润肠。

　　桑葚，又叫桑实、乌椹，酸甜而多汁。其未成熟时为绿色，逐渐成长而变为白色、红色，至成熟后则为紫红色或紫黑色。

　　据《中国大辞典》载，桑葚入肝、肾经，具有补肝、益肾、熄风、滋液之功效。其可治肝肾阴亏所致之诸症，如头晕目眩、腰酸耳鸣、须发早白、失眠多梦、咽干口燥等。

故有肝肾阴虚者，平时不妨多食桑葚以调补身体（可鲜食，亦可做汤、做粥、搅汁、制醋等）。

枸杞桑葚汤

【原料】枸杞子15克，桑葚60克

【调料】冰糖少许

【做法】枸杞子、桑葚均洗净，沥干水分后备用。将枸杞子、桑葚倒入锅中，再加清水适量，以中火炖煮。煮一二沸后，再入冰糖，煮至冰糖溶化即可。

桑葚天冬枸杞粥

【原料】桑葚45克，天冬9克，枸杞子12克，粳米100克

【调料】白糖适量

【做法】将桑葚、天冬、枸杞子均洗净；粳米淘洗好，备用。将所有材料都放入锅中一起煮（加入适量清水），熟后加少许白糖调味即可。

桑葚汁

【原料】桑葚60克

【调料】无

【做法】将桑葚洗净搅汁。用温开水冲服，代茶饮。

桑葚醋

【原料】桑葚800克，糙米醋1000毫升

【调料】无

【做法】桑葚清洗干净后，以纸巾擦干表面水分，放置数小时彻底风干。取一只干净且干燥的玻璃罐，将桑葚、糙米醋倒入，盖口密封。静置在阴凉处3～4个月后即可。

【温馨提示】

食用时，每次取30毫升以内即可，且须以10倍之于桑葚醋的凉开水稀释。

桑葚除了上面我们谈到的滋补肝肾作用外，它还有一大作用就是滋阴补血，这对女性而言绝对是一个佳讯。因为女性一生要经历带、产、经、乳，这都是要消耗精血的，所以血虚、阴虚者在女性中较为多见。如果知道了桑葚这个独特的作用，想必也不会为之犯愁了，因为它到处可见，特别是在农村，只是人们"视之不见"罢了。

说到桑葚的这个作用，笔者想起了一个古方：桑葚、何首乌、女贞子、旱莲草等药同用，治疗阴血虚亏，症见眩晕目暗、耳鸣、失眠、须发早白等（《世补斋医书》首乌延寿丹）。如此一来，它的滋阴补血作用更为明显了。

知道了桑葚的药效，那对它的药理研究有哪些呢？

增强免疫功能

小鼠α-醋酸萘酯酯酶（ANAE）阳性的T淋巴细胞和脾脏B淋巴细胞（溶血空斑形成细胞数），随年龄增长逐渐减少，给LACA小鼠每日灌服桑葚煎剂15g（生药）/kg，连续10日，可显著增加不同年龄组小鼠的T淋巴细胞；但同剂量的桑葚煎剂，仅可增加幼龄小鼠B淋巴细胞数，对1年以上的老龄小鼠无明显影响。应用3H-TdR掺入淋巴细胞转化试验表明，桑葚煎剂有中度激发淋巴细胞转化的作用。

对Na⁺、K⁺-ATP酶活性的影响

给3～24月龄的BALb/c和LACA纯系小鼠每日灌服桑葚煎剂15克/千克，连续2周，除24月龄老龄小鼠外，与同龄对照组比较均能显著降低红细胞膜Na⁺、K⁺-ATP酶活性。Na⁺、K⁺-ATP酶与机体释放能量、供Na⁺和K⁺的主动转运有关，桑葚降低该酶的活性可能是其滋阴作用机制之一。

附：名家论述

《滇南本草》："益肾脏而固精，久服黑发明目。"

《随息居饮食谱》："滋肝肾，充血液，祛风湿，健步履，熄虚风，清虚火。"

【注释】

《本草新编》有"紫者为第一，红者次之，青则不可用"的记载。

二、覆盆子——金玉之品也

宋代药物学家寇宗奭在《本草衍义》中说道："（覆盆子）益肾脏，缩小便，服之当覆其溺器，故取此名也。"相比其他益肾固摄类药物而言，覆盆子性味平和，无偏性之弊，可鲜食，又可入药，实属难得。故《本草通玄》称其为金玉之品。

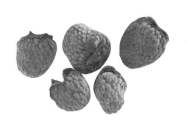

【别名】黑刺莓，覆盆，泡子，刺毛，苗子，马连果等。

【性味归经】甘、酸，微温。入肝、肾经。

【功效】益肾固精，缩尿。

覆盆子（Raspberry），味道酸甜，在欧美地区多作为水果食用。覆盆子有很多别名，例如：覆盆（《名医别录》）、覆盆莓、悬钩子、托盘（东北）、饽饽头（东北）、公饭（广东）、树梅、树莓、野莓、野草莓、木莓、乌藨子（《本草纲目》）、小托盘（《中药材手册》）、芴藨子（《江西中药》）、花蜜托盘、蛇莓、蛇头莓、桑莓、红莓等。

《中国药典》载，覆盆子有益肾、固精、缩尿之功，可用于肾虚遗尿、小便频数、阳痿早泄、遗精滑精等症。

相比其他益肾固摄类药物而言，覆盆子性味平和，无偏性之弊，可鲜食，又可入药，实属难得。故《本草通玄》称其为金玉之品："覆盆子，甘平入肾，起阳治痿，固精摄溺，强肾而无燥热之偏，固精而无疑涩之害，金玉之品也。"

笔者行医过程中，用治遗尿、尿频、尿失禁、尿余沥、尿不尽等症，几乎都会用到覆盆子这一味药，每每都能收到不错的效果。

难怪宋代药物学家寇宗奭在《本草衍义》中说道："（覆盆子）益肾脏，缩小便，服之当覆其溺器，故取此名也。"

什么意思？就是说覆盆子有益肾、缩小便的功效，无论是平常之人，还是患有夜尿频多等症之人，服用它之后，连夜壶都可以不用了（将尿壶倒扣表示不用），所以才取"覆盆子"这个名字。

此虽属夸张之言，但并非无道理，故《本草正义》云："（覆盆子）味带微酸，能收摄耗散之阴气而生精液，故寇宗奭谓'益肾缩小便，服之当覆其溺器'，语虽附会，尚为有理。"

笔者有一食疗方，不仅可用于尿频、尿失禁、尿不尽等症的辅助治疗，还适用于遗精、滑精者。诸位不妨一试：取粳米100克、覆盆子（鲜）30克、蜂蜜适量。将覆盆子洗净，放入小碗中，捣烂；粳米淘洗干净，用冷水浸泡半小时，捞出，沥干水分；净锅置火上，倒入冷水、覆盆子；煮沸后，再煮约5分钟，加入粳米，以大火煮开后改小火煮；续煮至粥成，下入蜂蜜调匀即可。

但要注意的是，肾虚有火及小便短涩者要慎服。

随着近年来对覆盆子研究的深入，覆盆子的现代药理作用和临床研究也越来越受到人们的重视。

对下丘脑-垂体-性腺功能的作用

覆盆子水提取液可降低实验大鼠下丘脑LHRH（促黄体激素-释放激素）、垂体LH（黄体化激素）、FSH（卵泡刺激素）及性腺E2（雌二醇）含量，而提高胸腺LHRH和血液T（睾酮）水平。提示覆盆子水提取液对性腺轴的调控作用可能是其"补肾涩精"的药理基础。

抗衰老作用

实验采用小鼠D-半乳糖衰老模型观察了覆盆子对学习记忆能力和脑单胺氧化酶B（MAO-B）的影响，结果表明覆盆子可明显缩短衰老型小鼠的游泳潜伏期，降低MAO-B活性，显示其具有改善学习能力、延缓衰老作用。

促进淋巴细胞增殖作用

覆盆子的水提取液、醇提取液，粗多糖和正丁醇组分均有明显的促进淋巴细胞增殖作用，在有或无丝裂原ConA辅助的作用下，覆盆子均具有明显激活淋巴细胞的作用。

三、薜荔果——有助阳之功的"凉粉果"

宋代苏颂等编撰的《本草图经》称薜荔果"壮阳道尤胜"。薜荔果还是临床上常用的下乳药之一。薜荔果还可用于肿瘤患者之食疗：取薜荔果若干个，焙干研末，每日2次，每次取9克冲服。薜荔果一般不直接食用，民间多将其制成凉粉（与果冻类似）。

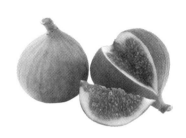

【别名】木馒头，木莲，爬墙果等。

【性味归经】甘，平。入肾、胃、大肠经。

【功效】补肾固精，清热利湿，活血通经。

薜荔果，俗称凉粉果、木馒头等。《全国中草药汇编》认为其有补肾固精、活血、催乳之功效，可用于遗精、阳痿、乳汁不通、闭经、乳糜尿等症。

宋代苏颂等编撰的《本草图经》称其"壮阳道尤胜"。

中医教材《中药学》一书，则将归入助阳药之列，并说："本品（薜荔果）性味酸平，有补肾固精作用，用于肾亏腰瘦、阳痿遗精等症，可配合楮实子、菟丝子、韭菜子等同用。"

此外，薜荔果还是临床上常用的下乳药之一。对于气血不足所致乳汁缺少之症，可用薜荔果2～3个，猪前蹄1只，加水煮熟，去薜荔果，饮汤，吃猪前蹄。此法，在岭南地区流传已久，因其作用显著，故被多本中草药书籍所收录。

薜荔果富含薜荔果多糖[1]还可用于肿瘤患者之食疗：取薜荔果若干个，焙干研末，每日2次，每次取9克冲服，对于宫颈癌、乳腺癌、大肠癌、食道癌、恶性淋巴瘤等患者尤为适宜。

薜荔果一般不直接食用，民间多将其制成凉粉（与果冻类似）：取洗净的木桶一只，倒入适量清水；将薜荔果（850～1000克）洗净，切好，装入纱布袋中，放入木桶内揉搓、挤压，让挤出的汁液溶于水中；拿出纱布袋，再往桶内放入几片生茄片；将桶盖严，5～6小时后即凝结成凉粉。

食用时，将其舀入碗内，拌入适量红糖或白糖，异常清凉爽口。夏天食用，还有解暑之功。这种吃法由来已久，就连《植物名实图考》②中也有相关记载。

现代药理研究表明，薜荔果中的活性成分有一定的增强免疫、抑菌等作用。

增强免疫功能

鄂少廷等人研究表明，薜荔果多糖对化疗所致的免疫抑制现象似有纠正作用，且对放疗和化疗后的骨髓有一定的保护作用。

抑菌

吴文珊等人对薜荔果的水提取液和乙醇提取液进行抑菌药敏试验。结果显示，薜荔果的水提取液对大肠杆菌的抑菌效果明显；薜荔果的乙醇提取液对枯草芽孢杆菌的抑菌效果较为显著。

【注释】

①空军汉口医院肿瘤防治小组通过动物试验，研究了薜荔果多糖的抗肿瘤作用。结果表明，薜荔子的水洗黏液对多种小白鼠移植性肿瘤的生长有较明显的抑制作用。

②《植物名实图考》云："俗以其实中子浸汁为凉粉，以解暑。"

四、核桃仁——味甘性温而益肾

其（核桃仁）用于因肾虚所致之水肿、癃闭①、淋证②、阳痿、遗精、早泄等中医肾系病证的辅助食疗，屡有良效。此外，核桃仁还可用于痰嗽③等症。再者，核桃仁用于治肠燥便秘，效果也是极好的……

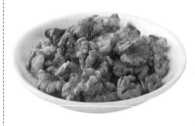

【别名】胡桃仁，胡桃肉等。

【性味归经】甘、涩，温。入肾、肝、肺经。

【功效】补肾益精，温肺定喘，润肠通便。

核桃仁，为胡桃科植物胡桃（Juglans regia L.）的干燥成熟种子，故又称胡桃仁、胡桃肉。《中国药典》认为，核桃仁味甘，性温，归肾、肺、大肠经，有补肾、温肺、润肠之功效，可用于腰膝酸软、阳痿遗精、虚寒喘嗽、大便秘结等症。

其用于因肾虚所致之水肿、癃闭、淋证、阳痿、遗精、早泄等中医肾系病证的辅助食疗，屡有良效。

譬如唐代崔元亮《海上集验方》中，就有一个以核桃仁为主的食疗方，专治石淋④："胡桃肉（核桃仁）一升。细米煮浆粥一升，相和顿服。"

《贵州草药》中则附有以核桃仁治疗肾虚耳鸣、遗精的方子："核桃仁三个，五味子七粒，蜂蜜适量，于睡前嚼服。"

此外，核桃仁还可用于痰嗽等症。

南宋著名文学家洪迈，曾患有痰嗽之疾，觉核桃仁有温肺之功，或可辅助治之，便于临睡时嚼服核桃仁3颗、生姜3片，喝几口开水后再服胡桃和生姜如上数，第二天早上便好了。这个案例就记载在《本草纲目》中："迈有痰疾，以胡桃肉三颗，生姜三片，卧时嚼服，即饮汤两三呷，又再嚼桃、姜如前数，即静卧，及旦而痰消嗽止。"

再者，核桃仁用治肠燥便秘，效果也是极好的。从营养学的角度来说，大概是因为核桃仁中含有丰富的核桃油⑤及粗纤维吧。有此方面困扰的朋友不妨每天早饭前服用几颗洗净的核桃仁，再以豆浆冲服。

现代药理研究表明，核桃仁还有一定的抗氧化作用。

毕敏等往小鼠颈背皮下注射5%D-半乳糖（0.5毫升/天）建立衰老模型，用自制的核桃仁水提取物、乙醇提取物、丙酮提取物（4克/千克）连续给小鼠灌胃用药30天，并用灌胃生理盐水组作正常对照。结果表明，核桃仁丙酮提取物能显著提高脑组织中超氧化物歧化酶（SOD）的活性（$P<0.01$），明显提高过氧化氢酶（CAT）、过氧化物酶（POD）的活性（$P<0.05$），同时能明显地减少脑组织中过氧化脂质

（LOP）的形成。

王志平等用精制的核桃油+维生素E组成的复合物对小鼠灌胃给药，发现核桃油具有明显的抗衰老作用，推测核桃油含有亚油酸、亚麻酸等不饱和脂肪酸以及多种微量元素和维生素能够抑制生物膜的不饱和脂肪酸发生过氧化反应，形成氧化脂质，从而达到稳定细胞膜的目的。

孟洁等人用体积分数为95%的乙醇、乙酸乙酯、正己烷依次萃取核桃仁中的可溶性部分，测定其抗氧化活性。结果表明，核桃仁各提取物对DPPH（二苯代苦味酰基）自由基均有清除作用，并以体积分数为95%的乙醇提取物为最佳。

【注释】

①癃闭：是指以小便量少，点滴而出，甚则闭塞不通为主症的一种疾患。以小便不利，点滴而短少，病势较缓者称为"癃"；小便闭塞，点滴不通，病势较急者称为"闭"。亦有始则涓滴而量少，继则闭而不通者。

②淋证：是以小便频急短赤、滴沥刺痛、小腹拘急，或痛引腰腹为主要临床表现的一类病证。淋证可急骤起病，或渐进形成，反复发作。亦常并发于多种急、慢性疾病过程中。

③痰嗽：又称痰饮咳嗽。指因痰饮而致咳，并以咳嗽为主症者。本症一般指寒痰饮邪，停于肺胃，症见咳嗽多痰，色白，或如泡沫。

④石淋：为淋证之一。实证见小便滞涩不畅，尿中排出砂石，或尿不能卒出，窘迫难忍，痛引少腹，或排尿时尿流中断，或腰痛如绞，牵引少腹，连及外阴，尿中带血，苔薄白或黄，脉弦或数；虚实夹杂，证见病程迁延，沙石滞留，伴见腰酸隐痛，或少腹空痛，脉细而弱。

⑤核桃油能润滑肠道，软化大便；粗纤维能吸水膨胀，刺激肠道运动，从而促进排便。

五、栗子——苏辙服栗，愈而作诗

栗子用于治疗或辅助治疗因肾虚所致腰脚痿弱无力，收效甚佳。北宋文学家苏轼之弟苏辙也有腰脚痿弱无力这个病，结果也是因吃栗子而受益，因而作诗道："老去自添腰脚病，山翁服栗旧传方，客来为说晨兴晚，三咽徐收白玉浆。"此外，栗子还可用于因脾胃虚寒，或肾阳亏虚，或脾肾阳虚所致之腹泻。

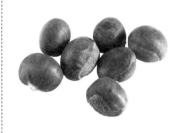

【别名】板栗，栗实，大栗等。

【性味归经】甘、微咸，平。入脾、肾经。

【功效】益气健脾，补肾强筋，活血消肿。

栗子，又称板栗（《唐本草》）、栗果（《滇南本草》），入脾、胃、肾经，有养胃健脾、补肾强筋、活血止血之功。

其用于治疗或辅助治疗因肾虚所致之腰脚痿弱无力，收效甚佳。

这一点，历代医家均有论述。

南朝陶弘景曰："相传有人患腰脚弱，往栗树下食（栗）数升，便能起行。此是补肾之义，然应生啖。"

"药王"孙思邈在《千金要方·食治卷》中说道："（栗子）生食之，甚治腰脚不遂。"

宋代陈氏《经验方》云："治肾虚腰脚无力，以袋盛生栗悬干，每旦吃十余颗……久必强健。"

宋代苏颂等编撰的《本草图经》则称"果中栗最有益"，还说"治腰脚宜生食之"。

明末姚可成在其所辑之《食物本草》一书中谈道，有一小儿腿弱无力，三四岁还不能走路，其治疗方法便是"日以生栗与食"。

北宋文学家苏轼之弟苏辙也有腰脚痿弱无力这个病，结果也是因吃栗子而受益，因而作诗道："老去自添腰脚病，山翁服栗旧传方，客来为说晨兴晚，三咽徐收白玉浆。"

其益肾以强腰脚之功，由上可见一斑。有这方面困扰的朋友，不妨每天生吃几颗栗子（须晒干），并且细嚼慢咽，坚持一段时间，就能看出效果来了。

若是嫌生吃栗子不够美味，则可将栗子蒸熟（或煮熟）后碾粉做成糕点。

栗子糕

【原料】栗子200克，糯米粉500克，瓜子仁、松仁各10克

【调料】白糖50克

【做法】将栗子去壳，用水煮至极烂，捞出后碾成粉末，加糯米粉、白糖，揉匀，入蒸屉中以大火蒸熟，出屉时撒上瓜子仁、松仁。

此外，栗子还可用于因脾胃虚寒，或肾阳亏虚，或脾肾阳虚所致之腹泻。《本草纲目》中就有相关记载："有人内寒，暴泄如注，令食煨栗二三十枚顿愈。"

因脾胃虚寒所致之腹泻，可服栗子茯苓枣粥：栗子肉30克，茯苓12克，大枣10个，大米60克，同煮粥，用白糖调味食用。

因肾阳亏虚或脾肾阳虚所致之腹泻，可服栗子芡实韭菜籽粥：栗子（蒸熟后研末）30克，芡实（炒熟后研末）20克，鲜山药块40克，韭菜籽（研末）10克，粳米100克，同煮粥，再入少许白糖或食盐调味。

小儿腹泻，则可服栗子糊：取栗子肉25克，研粉煮如糊，加白糖适量，或者取栗子肉15克，柿饼半个，一同煮烂后磨成糊状食用。

最后需要提醒大家的是，栗子虽有诸多良效，却不可多食（每日吃6～7颗即可），以免导致胃脘饱胀。若是生吃，须细细咀嚼，连津液吞咽，以达到更好的补益效果。如想熟食之，则最好将其入粥，或制成糕点。

因其含糖量较高，故糖尿病患者应少吃或不吃。

六、山药——药食两用之上品，久服尤益

山药为药食两用之上品，中医家们提倡"久服"二字，方有见效。张隐庵老先生在《本草崇原》中说道："山药气味甘平，乃补太阴脾土之药……补虚羸者，益肌肉……除寒热邪气者……"

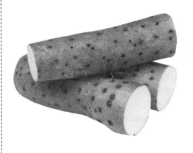

【别名】薯蓣，山芋，怀山药，白苔，九黄姜。

【性味归经】甘，平。入脾、肺、肾经。

【功效】补脾养肺，固肾益精。

山药，又称山芋。因为营养丰富，自古以来都被视为物美价廉、品优补虚的佳品。其性平味甘，入属脾、肺、肾三经。《本草纲目》载山药能"益肾气，健脾胃，止泄痢，化痰涎，润皮毛"。

平常人们都只知道吃山药能补肾虚，所以便认为，只要煲汤的汤料中含有山药这汤就能补肾虚。这认识没错，但是太局限、太片面了。其实山药的作用远不于此，如王履《医经溯洄集》中记载："干山药，虽独入手太阴经，然其功亦能强阴，且手太阴为足少阴之上原，原既有滋，流岂无益。"黄宫绣在《本草求真》中说到"山药本属食物，古人用入汤剂……味甘入脾，为补脾肺之阴，是以能润皮毛，长肌肉……且其性涩，能治遗精不禁，味甘兼咸，又能益肾强阴……然性虽阴而滞不甚，故能渗湿以止泄泻，生捣敷痈疮，消肿硬，亦是补阴退热之意……"等，这些都表明山药能补阴清虚热。

除此外，山药还有一大特效就是健脾止泻。日常生活中，大人小孩免不了看到美食就贪吃，直至肚子撑起来了都不愿停下嘴来。这样贪吃的后果就是"禁食"（此处指的是被动禁食，因为伤食的缘故，导致脾胃虚弱，饮食没有胃口，所以看见什么美味佳肴都不愿吃），接连几天或更长时间没有食欲。但是如果你了解了山药的这个功效后，"禁食"这词就会像老鼠遇见猫一般，灰溜溜地远去了。

若出现有食欲不振、胃口不佳者，可以将山药这样做着吃，效果绝佳。

山药糯米粥

【原料】干山药30克，黄瓜150克，糯米50克

【调料】无

【做法】将干山药去除杂质后加工成细粉；黄瓜洗净，拍碎后榨汁。糯米洗净入锅加水煮粥，至米粒开花时，加入山药粉、黄瓜汁，搅拌均匀，煮至粥成即可食用。

山药莲子粥

【原料】干山药、薏米各30克，莲子35克

【调料】无

【做法】将山药去除杂质，加工成粉末；莲子去心洗净；薏米浸泡好后洗净。将薏米、莲子同入锅，加水1000毫升，用大火煮开后加入山药粉拌匀，转小火煮至熟即可。

山药粥

【原料】鲜山药300克，粳米100克

【调料】盐、生姜丝各适量

【做法】将鲜山药去皮洗净，切成小块；粳米淘洗干净。粳米入锅加水煮粥，大火煮开后加入山药块，煮至粥成加入适量盐和生姜丝拌匀

调味即可。

山药被尊为上品，而日久服用疗效见佳，治大病者均予以佐之。这正如陈念祖在《本草经读》中所说："山药，能补肾填精……凡上品俱是寻常服食之物，非治病之药，故神农另提出久服二字，可见今人每取上品之药，如此物及人参、熟地……合为一方，以治大病……凡上品之药，法宜久服，多则终身，少则数年，与五谷之养人相佐……"

其药效可圈可点，在药理方面的研究也有一定进展。

降血脂及胆固醇作用

国外报道，以山药提纯淀粉喂食有动脉粥样硬化的小鼠，能降低类脂浓度，同时降低主动脉和心脏的糖浓度。对已喂食游离胆固醇和含胆固醇食物的小鼠，山药能降低其胆固醇的浓度。可防治老年人脂质代谢异常以及动脉粥样硬化症。山药中含有钴和铬，钴是维持糖、脂正常代谢所必需，也是维持胰岛素功能所必需。缺钴还可导致动脉粥样硬化，缺铬也可使动脉壁受损。山药中的铜离子，与结缔组织正常发育以及网织红细胞生成有关，缺铜还导致骨质和心血管系统病变，老年人胶原蛋白发生交联致使结缔组织遭受损伤。而山药补充铜离子，对改善老年人结缔组织很有裨益。

降血糖作用

以山药煎剂，30克/千克、60克/千克小鼠灌胃给药，连续10天，可以降低正常小鼠的血糖，对四氧嘧啶引起的小鼠糖尿病有预防和治疗作用，并可对抗由肾上腺素或葡萄糖引起的小鼠血糖升高。又山药块茎多糖在1∶1甲醇水中，提取物能显著降低小鼠血糖浓度。山药复方对血糖也有明显的降低作用。

抗氧化、抗衰老的作用

研究发现山药多糖具有抗衰老作用，能显著降低促机体衰老酶的活性。孙设宗等[①]研究了山药多糖对CCl4诱导实验性肝损伤小鼠肝、肾、心肌和脑组织体内外的抗氧化作用，结果表明，山药多糖能显著降低CCl4诱导肝损伤小鼠肝、肾、心肌、脑和血清中MDA含量，说明山药多糖可对抗自由基的生成和清除自由基，对肝、肾、心肌、脑自由基损伤有保护作用。

【注释】

①孙设宗，张红梅，赵杰.山药多糖对小鼠肝、肾、心肌和脑组织抗氧化作用的研究［J］.现代预防医学，2009，36（8）：1445-1447.

七、小米——常用健脾，妙用补肾

小米为五谷养生食物当中最有效的一种。《本草纲目》中说道："粟之味咸、淡，气寒下渗，肾之谷也。肾病宜食之，虚热、消渴、泄痢，皆肾病也。渗利小便，所以泄肾邪也。降胃火，故脾胃之病宜食之。"现代药理研究表明本品具有抑制葡萄球菌、大肠杆菌及绿脓杆菌作用，可增强免疫力。

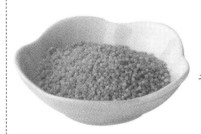

【别名】粟米，粟谷，籼粟，谷子。

【性味归经】甘、咸，凉；陈粟米苦，寒。入肾、脾、胃经。

【功效】健脾胃，除热渴，补肾气。

小米是禾本科植物粟的种子，又叫粟米。粟米是北方人广为栽培的作物，是古代人们食用的主要粮食，有人将其比喻为掌管人们命运的东西，如通用的货币等。如《管子·轻重乙》中所述："故五谷粟米者，民之司命也；黄金刀布者，民之通货也。"可见其重要性。

《名医别录》上记载，其味咸，性微寒，无毒；陈者，味苦。归属肾、脾、胃三经。那么，小米具体有哪些作用呢?《本草纲目》中李时珍就说道："粟之味咸、淡，气寒下渗，肾之谷也。肾病宜食之，虚热、消渴、泄痢，皆肾病也。渗利小便，所以泄肾邪也。降胃火，故脾胃之病宜食之。"所以粟米有健脾胃、除消渴、补肾气、解诸毒的功效。

常人都只知道"五谷杂粮养脾胃"，多吃主食对脾胃有益，所以才有人们常说的"多吃饭才能长得快、长得高"一说。但其只知其一，而不知其二。不知大家是否知道"人食五谷而化精"，而精气为肾之气，所以它还有补益肾气的作用。

笔者以前遇到过这样一个病人。患者60岁出头，每天晚上不喝水都要起夜至少5～7次，更不用说喝水时起多少次，想必那夜就得无眠了。到了白天呢，走路没劲，而且走路时鞋子摩擦地面的声音非常响亮，估计相隔6米远的距离都能听得到，上楼梯那就更不用说了，爬几层楼都够喘半天的。说到这里，大家明白什么意思吗？这就是典型的肾气虚弱的症状。如果肾气耗尽那人也就一命呜呼了，这不是耸人听闻。没遇上笔者之前，他觉得没大碍，也就无所谓，但笔者给他说了病证的来由、发展及结果后，他开始慌乱起来，急着问笔者怎样才能治好，尽量给他开最好的药。（患者治病急切的心情，一个正常人是无法理解的，只有一个医者才能明白这种担心和忧虑。）

笔者建议他每天坚持吃米，他开始不信，当笔者说在吃法上有讲究时他才仔细听。这其实是有根据的，来源于一古医方，准确地说应该是这样食用："生粟1斤，和水为丸，如梧子大，透风处悬令干，每日空心食十颗。"（《古今医统》）

除了上面说到的一些具体作用外，小米变着花样吃也益处多多。

小米鸡蛋粥

【原料】小米50克，鸡蛋1个

【调料】无

【做法】将鸡蛋打散调匀。小米淘洗干净，入锅加水煮粥，煮至粥快成时倒入鸡蛋液，稍煮即可。

【功效】本品能养心安神，对失眠、烦躁者尤益。

小米羊肉粥

【原料】小米100克，羊肉120克

【调料】盐、醋、椒、葱各适量

【做法】将羊肉去掉脂膜，切成细丝，入锅氽水5分钟后捞出备用；小米淘洗干净，入锅加水，加入羊肉丝同煮，至粥成时入盐、醋、椒、葱拌匀，稍煮即可，空腹食用。

【功效】本品能益气养血，对产后气血虚弱、不能下食者尤益。

小米白面粥

【原料】小米、白面各30克

【调料】无

【做法】将小米淘洗干净，沥干后与白面和匀，然后入锅加水煮粥即可。空腹食用，每日1次。

【功效】本品能健脾胃，对老人胃弱呕吐、食不消，渐瘦者尤益。

八、芡实——乃脾肾之药也

《神农本草经百种录》评价说："鸡头实（芡实），甘淡，得土之正味，乃脾肾之药也。"梦遗①、滑精②、遗尿、尿频、脾虚久泻等症，皆可求之于芡实。现代研究表明，芡实还有抗氧化、抗心肌缺血等药理作用。

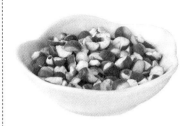

【别名】鸡头实，刺莲藕等。

【性味归经】甘、涩，平。入脾、肾经。

【功效】固肾涩精，补脾止泻。

芡实，因其茎上花似鸡冠，苞形类鸡，故又叫"鸡头米"或"鸡头实"。其为睡莲科植物芡（Euryaleferox Salisb.）的种仁，归脾、肾经，有益肾固精、补脾止泻之功效。

《神农本草经百种录》评价说："鸡头实（芡实），甘淡，得土之正味，乃脾肾之药也。"

梦遗、滑精、遗尿、尿频、脾虚久泻等症，皆可求之于芡实。无论是有其中一种症状，还是兼有数症，都不妨煮一煮芡实双补粥来调养：取生芡实、炒芡实各15克，淮山片20克，覆盆子12克，红枣8枚，炒扁豆20克，粳米100克。所有材料共煮粥，待熟后调入少许红糖调味。每日1次。

此粥的做法非常简单，但食补效果却非常显著。其中，生芡实以固肾为主，而炒芡实以健脾为主。覆盆子是益肾、固精、缩尿的良药。炒扁豆是健脾止泻的佳品。大枣既补脾胃，又补气血。淮山片对于脾、胃、肺、肾都有很好的补益作用。以上诸药与粳米同煮粥，可共奏补脾、益肾之功。

此外，用芡实与桂圆肉、酸枣仁共煎汤，还可以防止记忆力减退：取芡实15克，桂圆肉、酸枣仁各9克，三者共炖汤，睡前服用。这方子疗效非常好，做法也简单，不妨一试。

现代研究表明，芡实还有抗氧化、抗心肌缺血等药理作用。另外，还有研究者认为芡实有预防急性胃黏膜损伤的作用，不过此种观点还有待考证。

抗氧化

用80%乙醇、95%甲醇、正丁醇、乙酸乙酯、氯仿、石油醚等溶剂，分别提取南、北芡实中抗氧化活性物质，比较了不同提取物对体外清除二苯代苦味酰基自由基（DPPH）、羟自由基及超氧阴离子自由基的效果，并利用GC-MS（气相色谱-质谱联用仪）对南、北芡实抗氧化提取物中主要成分进行了分析。试验结果表明：不同溶剂的芡实提取物都具有抗氧化作用，但能力存在差异。南芡95%甲醇提取物清除二苯代苦味酰基自由基（DPPH）能力最佳，而北芡正丁醇提取物清除能力最佳。二者80%乙醇和95%甲醇提取物均具有较好的清除二苯代苦味酰基自由基（DPPH）、羟自由基、超氧阴离子自由基能力。GC-MS分析结果表明，南、北芡实抗氧化提取物的主要成分和含量不同，但均含有甾醇类和生育酚类化合物；另外还有多种含不饱和键的酰胺类、酯类等物质。南芡95%甲醇、80%乙醇和石油醚提取物中生育酚类化合物和绝大部分甾醇含量高于北芡；北芡正丁醇和乙酸乙酯提取物中生育酚含量高于南芡。

抗心肌缺血

有研究认为，芡实可减少心脏缺血再灌注的损伤。

不过，芡实虽好，但也不是人人都适合吃：大小便不利（小便不通、大便困难）者要禁用芡实；食滞不化者要慎用芡实。

最后应该注意的是，芡实无论是煮粥，还是煎汤，都要用慢火炖煮至烂熟。而且，在吃芡实的时候，要细嚼慢咽，不要一次性吃太多。做到这两点，才能使芡实充分发挥补养身体的作用。

【注释】
①梦遗：即（入睡后）做梦时遗精。
②滑精：又称滑泄，是指夜间无梦而遗，甚至清醒时精液自动滑出的病症。滑精是遗精的一种，是遗精发展到了较重病态阶段的表现。

九、莲子——固精之物，脾胃之果

古人云，吃莲子能返老还童、长生不老，这一观点固不可信，但是其养心安神、健脑益智、祛除疲劳的功效却是有据可查的，比如《神农本草》、《食疗本草》、《本草拾遗》、《本草纲目》等均有详细记载。

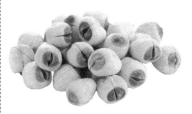

【别名】莲蓬子，水芝丹，藕实等。

【性味归经】甘、涩，平。入脾、肾、心经。

【功效】养心，益肾，补脾，涩肠。

莲子为莲蓬去壳后的果实，故又名莲蓬子。其采摘时间为9～10月份。莲子不耐受热和受潮，受热后莲心的苦味会渗入到莲肉影响口味，受潮后则容易生虫，所以储存环境要干爽通风。

陶弘景在《本草经集注》中写道，其性平，味甘、涩，入属脾、肾、心三经，具有养心、益肾、补脾、涩肠之功效。而莲子之补脾胃效果最佳，正如《本草纲目》载："莲之味甘，气温而性涩，清芳之气，得稼穑之味，乃脾之果也。"另黄元御老先生在《玉楸药解》中也写道："莲子甘平，甚益脾胃。而固涩之性，最宜清泄之家，遗精，便溏，极有良效。"如此说明了它不但补脾效果佳，而且其固精作用也较强。

可以说莲子的一身都是宝，而且不同的用法其作用也不尽相同。莲子炒用能止痢疾，蒸食能补脾，生用则能清心："炒用止痢，蒸用补脾，生用清心，摄肾不去皮，其皮又补脾阴。"（严洁《得配本草》）

莲子补肾可以这样吃：

莲子粥

【原料】嫩莲子20克，粳米100克

【调料】无

【做法】将嫩莲子发涨后，在水中用刷子去掉表层，去掉莲心，洗净后入锅加水煮熟备用。将粳米淘洗干净，入锅煮粥，至米粒开花后倒入莲子搅匀，煮至粥成即可，空腹食用。

【功效】本品能健脾补肾，对遗精、尿频、脾虚食少者尤益。

清代名医王孟英就莲子补肾说道："固下焦，已遗精，可磨以和粉作糕或同米煮为粥饭，健脾益肾，颇著奇勋。"

莲子百合煲瘦肉

【原料】莲子、百合各30克，瘦猪肉200克

【调料】盐适量

【做法】将莲子、百合用清水洗净；瘦猪肉切条洗净。然后一同入锅用文火煲熟，加适量盐调味即可。

【功效】本品能交通心肾、固涩精气，对梦遗、心悸者尤益。

莲子健脾养胃这样吃效果好：

莲子淮山粥

【原料】莲子肉（去心）40克，淮山药20克，鸡内金10克，糯米50克

【调料】白糖适量

【做法】莲子肉、淮山药用水洗净；鸡内金洗净，炒熟焙干。糯米淘洗干净，入锅加入莲子、淮山药和鸡内金同煮粥，至粥成加入白糖调味即可。

【功效】本品能健脾养胃，对脾虚引起的食欲不振、腹泻者尤益。

莲子饭焦粥①

【原料】莲子肉50克，饭焦（锅巴）适量

【调料】白糖适量

【做法】将莲子肉洗净，与饭焦一同入锅加水，用文火煮粥，待莲子肉烂熟后加入适量白糖调味即可。

【功效】本品能健脾涩肠、益气消食，对脾胃虚弱、食欲不振、消化不良、大便溏泄者尤益。

莲子虽好，但是并不是人人都适合吃，由于莲子涩性大，故外感初起表证及大便干结、疟疾、疳积等症者禁止食用。

【注释】

①本方出自清道光二十五年所刊行的《医学从众录》，作者为陈修园。全书8卷，分39篇，是以论治内科杂病为主的医书。

十、豇豆——益肾且健脾

豇豆，其类肾形，可补肾也，不仅是取"以形补形"之意，还因其入肾经之故。此外，豇豆还有健脾养胃之功。

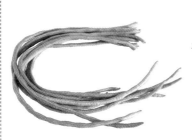

【别名】长豆，豆角，角豆，腰豆，裙带豆等。

【性味归经】甘、咸，平。入脾、肾经。

【功效】健脾利湿，补肾涩精。

豇豆[①]，出自明初《救荒本草》一书，别称甚杂。

在本文中，我们所讨论的"豇豆"指的并非是作为蔬菜食用的含鲜嫩种子的豇豆豆荚，而是豆科植物豇豆的干燥成熟种子：秋季豇豆成熟后采收，晒干，打下种子。

豇豆，其类肾形，可补肾也，不仅是取"以形补形"之意，还因其入肾经之故。

《本草纲目》中就记载了一个以服食豇豆而补肾的方法，即将适量豇豆倒入锅中，加水煮汤，待熟时调入少许食盐，空腹服食："昔卢廉夫教人补肾气，每日空心（即空腹）煮豇豆，入少盐食之。"

肾虚遗精、白浊、小便频数等，皆可以豇豆煮汤或煮粥而服食之，长期调养，必有所益。

此外，豇豆还有健脾养胃之功。

《滇南本草》称其能"治脾土虚弱，开胃健脾"，《本草纲目》说它有"理中益气"之功用。

《常用草药治疗手册》载有一方，即用豇豆以治食积腹胀、嗳气：

生豇豆适量，细嚼咽下，或捣绒泡冷开水服。取豇豆有健脾之效也。

下面介绍2款豇豆食疗方，有兴趣的朋友不妨在家学着做一做。

豇豆栗子饮

【原料】豇豆50克，栗子30克

【调料】食盐少许

【做法】将栗子剥壳取肉，与洗净的豇豆一起放入锅中，加适量清水煮熟，再调入少许食盐。

【功效】适用于肾虚腰痛。

老豇豆饮

【原料】老豇豆子100克

【调料】冰糖适量

【做法】将老豇豆子洗净，放入锅中，加清水280毫升，以大火烧开，加入冰糖适量，再以小火煮至酥烂。

【功效】适用于盗汗。

【注释】

①豇豆有四个亚种，分别是：短豇豆、非洲豇豆、长豇豆和黑眼豆。短豇豆，又叫短荚豇豆，广州称其为眉豆，东北称之为饭豇豆；长豇豆，又叫尺八豇，通称豆角。

十一、黑豆——乌发益肾

豆乃肾之谷，黑色属水，水入肾，所以黑豆对肾虚的人来说堪称佳品。现代药理研究认为，黑豆还具有扩张冠状动脉、降脂、保肝、抗氧化以及抗肿瘤等作用。

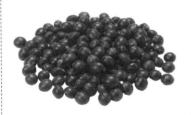

【别名】黑大豆，乌豆等。

【性味归经】甘，平。入脾、肾经。

【功效】健脾益肾，活血利水，祛风解毒。

黑豆又名乌豆，《名医别录》中言其性平味甘，而不同的食用方式其性味也是不同的，如《本草经疏》所述，"大豆，岐伯云，生温熟寒；藏器云，生平，炒食极热，煮食极寒。观《神农本草经》及孟诜云，生捣涂肿毒，则生者非温矣……应是生平、炒温、煮寒无疑。"黑豆归属于脾、肾经。而豆有五色，唯黑色入肾，故有益肾之功。

《本草纲目》载道："黑豆属水性寒，为肾之谷，入肾功多，故能治水消肿下气，制风热而活血解毒，所谓同气相求也。"

所以黑豆不仅能益肾，还能活血利水，祛风解毒。而其益肾之功当以盐炒，效果更为显著："陶华以黑豆入盐煮，常时食之，云能补肾。黑色通肾，引之以盐，所以妙也。"《食物本草》

另说黑豆的解毒功效。多数医家言黑豆能解百药毒，但使用时是有方法、有讲究的，需配伍甘草同用，其解毒功效才能达到最佳效果："……古方称大豆解百药毒，予每试之，大不然，又加甘草，其验乃奇……煮汁能解礜石、砒石、甘遂、天雄、附子、射罔、巴豆、芫清、斑蝥百药之毒及蛊毒等……"（《本草纲目》）

除了以上一些作用外，黑豆还能醒脾。言其醒脾并不是说黑豆吃得越多就对脾胃越好，医者常言黑豆"多食令人腹胀而利下矣，少食醒脾，多食损脾也"，所以要适可而止。

说了黑豆这么多的药性，那在当代人们对它的研究有哪些进展呢？药理研究表明它还有降脂、抗衰、防癌的作用。

降低人体血胆固醇含量，减少患心脏病的危险

美国伊利诺伊大学营养专家对数十名血胆固醇高的男性进行了试验，将他们通常摄入的蛋白质量的一半用大豆蛋白代替，结果发现受试者血胆固醇含量平均下降15%。（常汝镇·中国黑豆资源及其营养和药用价值[J].中国食物与营养，1998（5）：3839.）

清除自由基，延缓衰老

黑豆多糖对吞噬细胞的吞噬功能有免疫抑制作用，使吞噬细胞的吞噬功能下降，活性氧的产生减少，对过氧化氢有直接的清除作用，对

白细胞可能具有免疫抑制作用，从而可间接清除活性氧。另外，黑豆色素具有直接清除细胞体系和非细胞体系产生的活性氧作用。（陆恒．黑豆蛋白质的营养价值优势及利用对策[J].现代科技中国商办工业，2003（2）：40～42.）

防癌作用

大豆中的三羟基异黄酮结晶体，在恶性肿瘤孕育中可有效地阻止血管增生的生理过程，断绝养料来源，从而延缓或阻止肿瘤病变成癌症。试验证明三羟基异黄酮还能有效抑制结肠癌、肺癌、肝癌、食道癌和前列腺癌的发生。（张纬，王淑珍，等．黑豆果油降血脂作用的实验研究[J].哈尔滨医科大学学报，1994,28（5）：362～364.）

十二、黑芝麻——乌发益肾

因其（黑芝麻）性平，又属"药食同源"之物，故可常食之以用于补肝肾、益精血。历代医家、养生家认为，黑芝麻还有益寿之功。南朝陶弘景就曾赞曰："八谷之中，惟此为良，仙家作饭饵之，断谷长生。"此外，凡因肠燥津虚、血虚所致之便秘，或老年性便秘，或糖尿病自主神经功能失调引起之便秘，皆可求之（黑芝麻）。

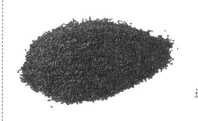

【别名】胡麻，乌麻子，黑油麻等。

【性味归经】甘，平。入肝、脾、肾经。

【功效】补益肝肾，养血益精，润肠通便。

芝麻，又称胡麻、油麻、巨胜、脂麻等，有黑白之分。作为养生之用，则以黑芝麻为佳。因其性平，又属"药食同源"之物，故可常食之以用于补肝肾、益精血。

若将其制成糕点，既可满足口腹之欲，又能兼收补益之功：取桑葚30克，黑芝麻60克，糯米粉700克，粳米粉300克，白糖适量。将桑葚洗净，入锅加清水煎汁备用；黑芝麻淘净，放锅内用文火炒至香熟；用桑葚汁和适量清水和匀糯米粉、粳米粉，加白糖适量，揉成团做成糕；每块糕面撒上黑芝麻，上笼蒸20分钟，出笼即成。

此糕名叫"桑葚芝麻糕"，古已有之。其不仅有补肝肾、益精血之功，且能健脾养胃，可用于腰膝酸软、头发早白、食欲不振等症。

当然，黑芝麻之功用远不止于此。历代医家、养生家认为，黑芝麻还有益寿之功。南朝陶弘景就曾赞曰："八谷之中，惟此为良，仙家作饭饵之，断谷长生。"北宋文学家、养生家苏东坡也认为，黑芝麻能强身体、抗衰老，并自创九蒸黑芝麻方："黑芝麻去皮，九蒸晒，茯苓去皮，入少白蜜为面。食之甚美，如此服食多日，气力不衰。"他还告诉友人："只吃此面，不消别药，百病自去，此长年真诀也。"

此外，凡因肠燥津虚、血虚所致之便秘，或老年性便秘，或糖尿病自主神经功能失调引起之便秘，皆可求之。

清代医家汪昂所著医籍《医方集解》中，载有一方子，唤作"桑麻丸"，即以黑芝麻为主要药物，用治肠燥便秘（及头晕目昏、视物昏糊等），收效甚佳。

深受便秘困扰的朋友，不妨取黑芝麻15～30克，捣碎后煎服；或炒熟研末，用白开水或蜂蜜调服；或炒熟研细末，制成丸药吞服。

若是觉得单服黑芝麻无甚滋味，则可取黑芝麻15克，山药30克，白糖适量，一起煮制成羹后再食用：黑芝麻炒香，研末；山药去皮，洗净，切片，再改刀将其切碎；将黑芝麻、山药、白糖倒入碗中，搅匀之后放入沸水锅内，不断搅拌，煮3～5分钟即成。

现代药理研究表明，黑芝麻尚有调节血脂、抗衰老、保护肝脏、调节免疫等作用。

调节血脂

张锦玉等采用黑芝香油加饲料给予动脉粥样硬化兔模型，证明黑芝香油具有较明显的降血脂作用，其降脂作用主要表现在降低低密度脂蛋白胆固醇进而降低总胆固醇上。

保护肝脏

刘晓芳等采用黑芝麻黑色提取物治疗小鼠肝损伤模型，取得了较好的疗效，证实黑芝麻黑色提取物可降低乙醇诱导的急性肝损伤小鼠血清丙氨酸氨基转移酶（ALT）和天门冬氨酸氨基转移酶（AST）活性。

抗衰老

黄万元等研究了黑芝麻制剂与黑芝麻复方制剂的抗衰老作用，发现黑芝麻可显著提高D-半乳糖衰老模型小鼠血清中超氧化物歧化酶（SOD）的活性，明显降低丙二醛（MDA）活性，说明黑芝麻具有抗衰老作用。

调节免疫力

陆海鹏等研究了复方黑芝麻胶囊对免疫功能的调节作用。复方黑芝麻胶囊是由制何首乌、黑芝麻、黑木耳、酸枣仁、麦门冬、桑葚6味食用或药食两用药材组成的中药复方制剂，具有改善睡眠、调节机体免疫力的作用。黑芝麻中的芝麻素具有广泛的生物活性，可直接作用于组织器官，可能参与了免疫调节的作用。

十三、枸杞子——肝肾同补之佳品

其（枸杞子）为肝肾同补之良药，最善治因肝血不足、肾阴亏虚所致之视物昏花、麻盲（夜盲）等眼疾，故有"明眼子"之称。

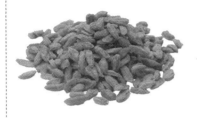

【别名】枸杞果，地骨子，西枸杞，血杞子等。

【性味归经】甘，平。入肝、肾经。

【功效】滋肾，润肺，明目。

枸杞子之名始见于《神农本草经》，并被列为上品。

《神经本草经》称："（枸杞子）久服，坚筋骨，轻身不老。"《本草汇言》云："枸杞能使气可充，血可补，阳可生，阴可长，火可降，风湿可去，有十全之妙用焉。"故古人常服食枸杞子以养生，且言其有益寿之功。

陶弘景、孙思邈、葛洪及孟冼等常服枸杞子，皆成杏林寿星。

唐代诗人刘禹锡作诗赞曰："枝繁本是仙人杖，根老能成瑞犬形。上品功能甘露味，还知一勺可延龄。"

南宋诗人、词人陆游爱用枸杞子泡茶或做羹汤吃，到了晚年视力仍佳，依然读书、写作不辍。

清末民初大医张锡纯则喜嚼服枸杞子以养生："愚自五旬后，脏腑间阳分偏盛，每夜眠时，无论冬夏床头置凉水一壶，每醒一次，觉心中发热，即饮凉水数口，至明则壶中水已所余无几。惟临睡时，嚼服枸杞子一两，凉水即可少饮一半，且晨起后觉心中格外镇静，精神格外充足。"

其为肝肾同补之佳品，最善治因肝血不足、肾阴亏虚所致之视物昏花、麻盲（夜盲）等眼疾，故有"明眼子"之称。譬如东晋葛洪就曾单用枸杞子捣汁滴目，以治疗眼科疾患（目赤生翳）；唐代孙思邈则用枸杞子配合其他药制成补肝丸，治疗目暗不明等。

老年人，肝肾之阴常不足，故易患眼疾。若能常常嚼服枸杞子，必有所益："老人阴虚者十之七八，故服食家为益精明目之上品。昔人多谓其能生精益气，除阴虚内热明目者。盖热退则阴生，阴生则精血自长，肝开窍于目，黑水神光属肾，二脏之阴气增益，则目自明矣。"（《本草经疏》）

此外，现代药理研究发现，枸杞子还有免疫调节、降血糖、抗脂肪肝、抗衰老、抗疲劳等作用。

免疫调节作用

通过研究发现，枸杞多糖具有明显的提高吞噬细胞的吞噬能力，提高T淋巴细胞的增殖能力，增加血清含量，增强补体活性等作用。刘彦平等报道，枸杞多糖使免疫功能低下，小鼠的TH细胞（辅助性T细胞）数明显增加，TH/TS比值（TS，即抑制性T细胞）升高，淋巴细胞转化率提高。经过实验研究证实得出，枸杞多糖能增强机体非特异性免疫功能，还能增强淋巴细胞的增殖能力，增加血清溶血素的含量。孙艳等报道，枸杞多糖能增加荷瘤小鼠的脾重，增加脾的有核细胞的数量；枸杞多糖能拮抗荷瘤小鼠NK细胞（自然杀伤细胞）数的降低，提高细胞因子IL-2（白细胞介素-2）的产生量，提示枸杞多糖抑瘤作用可能主要通过机体免疫系统发挥作用所致。给予小鼠5毫克/千克枸杞多糖3天，NK细胞的杀伤率由14%增加到17%。给予P815细胞免疫小鼠5毫克/千克枸杞多糖7天，细胞毒性T淋巴细胞（CTL）特异杀伤率由33%提高到67%。枸杞多糖还能对抗环磷酰胺，对小鼠NK细胞和CTL细胞产生免疫抑制作用。

降血糖作用

枸杞子浸膏6克/千克，腹腔注射，可使兔血糖2～3小时内降低13%左右，以后逐渐恢复。有人认为其降血糖作用乃由于其中含有胍的衍生物。

抗脂肪肝作用

枸杞子的水浸液（浓度20%，8毫升/天，给药方式为灌胃），对由四氯化碳毒害的小鼠有轻度抑制脂肪在肝细胞内沉积、促进肝细胞新生的作用。水提取物的抗脂肪肝的作用还表现在，防止四氯化碳引起的肝功能紊乱（以胆碱酯酶、转氨酶的活性作指标）。如给大鼠长期（75天）口服枸杞水提取物或甜菜碱，可升高血及肝中的磷脂水平；受四氯化碳毒害后之大鼠，肝中磷脂、总胆甾醇含量减低，事先或同时给甜菜碱或枸杞水提取物则有所升高；同时对BSP（磺溴酞钠）、SGPT（血清谷丙转氨酶）、碱性磷酸酶、胆碱酯酶等试验均有改善作用。枸杞对脂质代谢或抗脂肪肝的作用，主要是由于其中所含的甜菜碱所引起，后者在体内起甲基供应体的作用。

抗衰老作用

王建华等研究表明，喂食枸杞多糖能提高D-半乳糖所致衰老小鼠体内GSH-Px（谷胱甘肽过氧化物酶）和SOD（超氧化物歧化酶）活性，从而可以清除过量的自由基，降低MDA（丙二醛）和脂褐素含量，起到延缓衰老的作用。陈智松等报道，枸杞多糖能使年老小鼠骨髓c-myc基因（c-myc基因与多种肿瘤的发生、发展有关）表达水平明显下降，说明枸杞多糖的作用机理之一可能是通过抑制原癌基因c-myc的表达，从而抑制细胞凋亡，最终达到延缓衰老，提高机体生命力的目的。

抗疲劳作用

彭晓东等采用脉冲式电流直接刺激蟾蜍离体腓肠肌作为疲劳模型，研究枸杞多糖对离体肌肉的收缩能力，耗竭肌肉组织内脂质过氧化物以及乳酸产生的影响。结果表明，4～26毫克/毫升枸杞多糖可使肌肉收缩持续时间下降，肌乳酸含量下降，对肌肉收缩幅度没有影响，对脂质过氧化物的含量无明显影响，提示枸杞多糖对离体蟾蜍腓肠在电刺激条件下引发的收缩疲劳有促进作用。罗琼等将纯化的枸杞多糖灌入小鼠胃中，进行抗疲劳实验。结果表明:枸杞多糖能显著地增加小鼠肌糖原、肝糖原储备量；提高运动前后血液乳酸脱氢酶总活力；降低小鼠剧烈运动后血尿素氮增加量；加快运动后血尿素氮的清除速率。实验提示枸杞多糖对提高负荷运动的适应能力，抗疲劳和加速消除疲劳具有十分明显的作用。

十四、韭菜——"壮阳草"

　　韭菜，《本草述》称其为"壮阳草"。它不仅能益肾助阳，且有益肝健胃之功……西医认为，适量食用韭菜等葱类蔬菜还能降低罹患胃癌的风险。

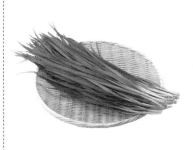

【别名】丰本，草钟乳，起阳草，懒人草等。

【性味归经】辛，温。入肾、胃、肺、肝经。

【功效】补肾，温中，行气，解毒。

　　韭菜，《本草述》又称其为"壮阳草"，有较好之温肾助阳之功。清代名医方肇权就曾在其医学著作《方氏脉症正宗》（又名《医学正宗》）中载有以韭菜为主治阳虚肾冷、阳道不振，或腰膝冷疼、遗精梦泄等症的方子："韭菜白八两，胡桃肉（去皮）二两。同脂香油炒熟，日食之，服一月。"

平素阳虚者，不妨将韭菜做粥或炒着来吃，这样，既能饱"口福"，又能助益身体。

韭菜粥

【原料】鲜韭菜50克，韭菜子10克（研细末），粳米100克

【调料】细盐少许

【做法】先煮洗净的粳米为粥，待粥快熟时加入韭菜（洗净切断）、韭菜子末及细盐，稍煮片刻即成。

韭菜炒鸡蛋

【原料】鲜韭菜100克，鸡蛋3个

【调料】素油、食盐各适量

【做法】将鲜韭菜洗净切碎，装入碗中；鸡蛋打入装有韭菜的碗中，捣匀；用素油、食盐与鸡蛋、韭菜同炒至熟。

韭菜不仅能益肾助阳，且有益肝健胃之功：韭菜含有挥发油及有机硫化合物等特殊成分，散发出一种独特的辛香气味，有助于疏调肝气，增进食欲，增强消化功能。

西医认为，适量食用韭菜等葱类蔬菜还能降低罹患胃癌的风险。

世界癌症研究基金会（WCRF）[1]专家组开展2项队列研究、27项病例——对照研究和2项生态学研究，调查了（包括韭菜在内的）葱类蔬菜和胃癌的关系。还有1项干预研究探讨了同时补充（包括韭菜在内的）葱类蔬菜和硒对胃癌的联合作用。最后得出结论：相关的证据虽然不多，且大部分来自病例——对照研究，但结果比较一致，且具有剂量——反应关系[2]。目前存在合理的机制方面的证据。因此，（包括韭菜在内的）葱类蔬菜"很可能（probable）"[3]能够预防胃癌的发生。

其具体研究如下：

【2项队列研究】

2项队列研究发现，（包括韭菜在内的）葱类蔬菜能够降低罹患胃癌的危险性，其中1项具有统计学显著性。这2项研究都进行Meta分析，得出每天食用100克（包括韭菜在内的）葱类蔬菜的效应综合估计值为0.55（95%CI0.35~0.87），且无异质性。

【27项病例——对照研究】

27例病例——对照研究表明，（包括韭菜在内的）葱类蔬菜摄入量高的人发生胃癌的危险性低于摄入量低的人，其中12项有统计学显著性。4项研究得出相反结论（增加危险性），其中2项具有统计学显著性。另外3项则表明（包括韭菜在内的）葱类蔬菜对胃癌危险性没有影响。对（具有统计学显著性的）14项研究都进行Meta分析[④]，得出每天食用100克（包括韭菜在内的）葱类蔬菜的效应综合估计值为0.59（95%CI0.47~0.74），其异质性较高。

【2项生态学研究】

2项生态学研究都表明，随着（包括韭菜在内的）葱类蔬菜摄入量的升高，罹患胃癌的危险性降低，并且具有统计学显著性。

【1项干预研究】

这项随机、双盲研究对5000多名具有胃癌高危险性的参加者进行了硒和（包括韭菜在内的）葱类蔬菜的联合干预，干预期3年，然后在第5年和第10年进行随访。第5年随访的结果表明，这些干预能够显著地降低男性胃癌发生率（0.36，95%CI0.14~0.92），而对女性没有出现这种作用（14，95%CI0.22~76）。但是在10年后随访时，这种对男性的显著保护作用已经消失。

最后需要补充说明的是，韭菜虽然对人体有很多好处，但也不是多多益善。韭菜的粗纤维较多，不易消化吸收，所以一次不能吃太多韭菜，否则大量粗纤维刺激肠壁，易引起腹泻。另外，中医认为韭菜性温而味辛，阴虚内热者及疮疡、目疾患者均忌食⑤。

【注释】

①世界癌症研究基金会（WCRF）：它是一个国际性联盟组织，致力于预防和控制癌症。网络成员包括设于英国总部的世界癌症研究基金会（国际），及其他设于世界各国的成员组织，计有美国癌症研究所（AICR）、世界癌症研究基金会（英国）、世界癌症研究基金会（荷兰）、世界癌症研究基金会（法国）和世界癌症研究基金会（香港）等。世界癌症研究基金会（WCRF）和美国癌症研究所（AICR）联合出版的《食物、营养、身体活动与癌症预防》报告（截至目前）是食物、营养、身体活动与癌症预防领域最权威的信息来源。

②剂量—反应关系：来自于药理学的一个术语，指药物效应随着使用剂量的改变而改变。

③（包括韭菜在内的）葱类蔬菜富含异黄酮和有机硫化合物，还具有杀菌作用。这种杀菌作用可能会直接作用于幽门螺杆菌（是胃癌的一个已知病因）。还有一种可能是，葱类蔬菜的这种杀菌作用抑制了幽门螺杆菌引起胃萎缩后在胃中的继发性细菌定植。

④Meta分析：是将相似问题的数个研究的结果结合起来分析的方法。

⑤孟诜："热病后十日不可食热韭，食之即发困。"

《本草经疏》："胃气虚而有热者勿服。"

《本草汇言》："疮毒食之，愈增痛痒，疔肿食之，令人转剧。"

《本草求真》："火盛阴虚，用之为最忌。"

《随息居饮食谱》："疟疾，疮家，痧、痘后均忌。"

十五、海藻类——利水之物，益肾之品

海藻类是一个大的种群，它包括人们常食的海带、紫菜、海萝及石花菜等。在多数人眼里，海藻类具有软坚、利水的功效，事实上也确实如此。多数医家著作均对其有详细记载，如《本草纲目》言其："寒能泄热引水，故能消瘿瘤、结核、阴溃之坚聚，而除浮肿、脚气……"

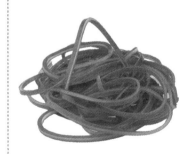

【别名】海萝，落首，海带花。

【性味归经】苦、咸，寒。入肺、脾、肾经。

【功效】软坚，消痰，利水，泄热。

海藻是生长于海中的藻类植物，它的颜色绚丽多彩，有紫红色的蜈蚣藻、紫菜、粉枝藻、红毛藻、海萝等，有绿色的礁膜、石莼、浒苔等。其种类繁多，根据海藻的作用来划分，有净化水质的，有作为海洋动物饲料的，有供人们食用的。其中人们喜食的藻类有紫菜、海带、裙带菜、麒麟菜、浒苔等。

海藻类主要分布于我国东海沿海，于夏、秋季节从海中捞取或割取，去掉杂质，用淡水洗净，晒干后食用。《神农本草经》道其味苦性寒，主瘿瘤气，颈下核，破散结气，痈肿症瘕坚气，腹中上下鸣，下十二水肿，故而有软坚、消痰、利水、泄热之功。而《本草求真》写道海藻专入肾，说明其还有一定的益肾之功。此外，海藻还是减肥的佳品，《食疗本草》记述其"下气，久服瘦人"。所以肥胖之人可以长期食用。

谈到海藻，很多人第一时间就想起海藻面膜，其美容抗菌效果已是"深入人心"，但其食疗效果也是堪称一绝。

海藻猪蹄汤

【原料】海藻50克，猪蹄500克

【调料】盐、味精、胡椒粉各适量

【做法】先将海藻用温水泡软，用清水洗净；猪蹄火烤去毛、去爪，斩块后入沸水锅汆水5分钟，捞出用清水洗净备用。锅内加水烧开，倒入猪蹄块和海藻，大火煮开后，转小火煲4小时，加入盐、胡椒粉拌匀，稍煮再点入味精即可。

【功效】本品能软坚散结，对瘿瘤颈肿尤益。

海带海藻紫菜汤

【原料】海带250克，海藻25克，紫菜20克

【调料】盐适量

【做法】将海带、海藻、紫菜泡发洗净，海带切丝，然后一同入锅，加水适量，煎煮取其汁液，加入适量盐调味即可。

【功效】本品能软坚散结，对高血压、动脉粥样硬化者尤益。

海藻海带黄豆汤

【原料】海带、海藻各50克，黄豆250克

【调料】盐适量

【做法】将海带、海藻用温水泡好后，用清水洗净；黄豆用清水洗净。将以上材料一同入锅，加水适量煮汤。用大火煮开后，改用小火煮至豆熟烂，加入适量盐调味即可。

【功效】本品能清热散结，对糖尿病并发甲状腺肿者尤益。

除了上面谈到的一些作用外，药理科学工作者对其进行了大量的研究，研究结果表明它还具有以下作用：

抗甲状腺肿

海藻所含碘化物可预防和纠正缺碘引起的地方性甲状腺功能不足，并能暂时抑制甲状腺功能亢进和基础代谢率增高，从而减轻症状，可使病变的组织崩溃和溶解。

增强免疫功能

海藻中的褐海藻含有的褐海藻钠能明显增强小鼠腹腔巨噬细胞的吞

噬功能，并能增强体液免疫功能。

降低血黏度

海藻提取物藻酸双酯钠（PSS）是一种新的肝素类药物，具有肝素样的生理活性，但无肝素类的毒副作用，有强的分散乳化性能，降低血黏度，使红细胞稀释或起解聚作用。

抗菌、抗病原体

海藻水浸剂及醇提物在体外，对人型结核杆菌及某些真菌有抗菌作用。对流感病毒有抑制作用。海藻膏浸2克/千克对感染血吸虫尾蚴的家兔有保护作用。用热水浸泡海藻的水提物对A型肉毒素中毒小鼠均有一定治疗作用。

十六、海参——"百补之首"

海参在众多山珍海味中位尊"八珍"之首，有"百补之首"的美誉称号。海参为药食两用之优品，无论是食用，还是药用，都是补肾的不二之选。明代名医姚可成在《食物本草》上记载道："主补元气，滋益五脏六腑，去三焦火热。同鸭肉烹治食之，止劳累虚损诸疾；同鸭肉煮食，治肺虚咳嗽。"

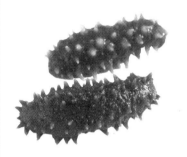

【别名】辽参，海男子，海鼠，刺海参，黄海参等。

【性味归经】甘、咸，平。入肾、肺经。

【功效】补肾益精，养血润燥。

　　"海参"一词并不是由现代人们所取，而是我国古人给它起的名字。据《本草纲目拾遗》中记载，海参，味甘咸，补肾，益精髓，摄小便，壮阳疗痿，其性温补，足敌人参，故名海参。

　　海参不仅是珍贵的食材，也是名贵的药材，有"百补之首"的美誉称号，是一种名符其实的高效营养品。海参在各类山珍海味中位尊"八珍"之首，其鲜美的口感价值不言而喻。中国人吃海参已经有上千年的历史了，笔者认为中国人追求美食是很讲究其来源及其烹饪过程的，两者合一将为之最，而缺一者则次之。

　　《本草纲目拾遗》载道："福山陈良翰云：海参生北海者，为天下第一。其参潜伏海底，至二三月，东风解冻时，多浮出水面，在海涂浅沙中孳乳，入水易取，然腹中出子后，惟有空皮，皮薄体松，味不甚美，价亦廉，识者贱之，名曰春皮。四五月，则入大海深水抱石而出，取之稍难，体略肥厚。至伏月则潜伏海中极深处石底或泥穴中不易取，其质肥厚，皮刺光泽，味最美，此为第一，名曰伏皮，价额昂，入药以此种为上。若秋冬时，则又蛰入海底，不可得矣。"所以四五月捞取的海参品质最佳，但是价格昂贵，而二三月捕捞的海参品质差，但价格便宜，所以春季捕捞海参的较多。

通常人们买的海参都是经过制作后所得，也是为了方便储存。其制作的具体工序为："捕捞后从腹面剖一裂口，取出内脏，置沸海水内煮一下，捞出加盐搅拌，腌藏5~20日，再把腌海参的卤汁倒入锅内，进行第二次煮1~2小时，捞出，放入拌灰槽内，加松木炭火揉拌，放日光下晒干即得。"

海参是药食两用的佳品，在药性方面它的作用也是很明显的。如《医林纂要·药性》载道，言其"补心益肾，养血滋阴，补虚羸，靖劳热"。说明海参有补心益肾、滋阴养血的作用，又如《本草从新》载道："补肾益精，壮阳疗痿。"言其为壮阳之品，说明它的补肾之功尤佳，而在现代，人们称海参为"海洋伟哥"，海参体内的精氨酸含量很高，号称精氨酸大富翁，精氨酸是构成男性精细胞的主要成分，具有改善性腺神经功能传导作用，减缓性腺衰老，增强男性勃起功能，如此海参的壮阳之效并非虚吹。一天一个海参，足可起到固本培元、补肾益精的效果。

海参的作用效果显著，人们对其药理研究得也不少，其药理作用有：

补血调经

刺参含有丰富的铁及海参胶原蛋白，具有显著的生血、养血、补血作用，特别适用于妊娠期妇女、手术后的病人、绝经期的妇女。

治伤抗炎、护肝保血管

海参中的牛磺酸、赖氨酸等在植物性食品中几乎没有。海参特有的活性物质海参素，对多种真菌有显著的抑制作用，刺参素A和B可用于治疗真菌和白癣菌感染，具有显著的抗炎、成骨作用，尤其对肝炎患者、结核病、糖尿病、心血管病有显著的治疗作用。

消除肿瘤、防癌抗癌

海参的体壁、内脏和腺体等组织中含有大量的海参皂苷，又叫海参毒素，这是一种抗毒剂，对人体安全无毒，但能抑制肿瘤和癌细胞的生长与转移，临床上已广泛应用于肝癌、肺癌、胃癌、鼻咽癌、淋巴癌、卵巢癌、子宫癌、乳腺癌、脑癌白血病及手术后患者的治疗。

第三章 ◎

经穴补肾，固本培元

　　人体有十二条经络，而每个经络上都多多少少有一些穴位。这些穴位就好比一条供应水管的各个阀门，如果各个阀门都呈关闭状态，自然是得不到水供应的，对身体而言也就得不到充分的营养物质来滋养全身。其中每条经络中都有一些特效穴位，刺激这些穴位则能开启"生命的密码"，比如胃经上的足三里穴，它是人体健康长寿之穴；脾经上的三阴交穴，是治疗妇科病证的专用穴等。那么能起到补肾作用的穴位有哪些呢？本章将作——解答，长期刺激这些穴位，对身体大为有益。

一、"人禀天地之气以有生"——品肾经上27个穴位

1.涌泉——补肾之要穴

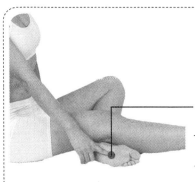

【穴位】涌泉

【注音】Yǒngquán

【国际标准代号】KI1

【精确定位】在足底部，卷足时足前部凹陷处，约当第2、3趾趾缝纹头端与足跟连线的前1/3与后2/3交点上。

（1）简易取穴法

涌泉穴很好找，屈足卷趾时足心最深凹陷处即是，按压时有酸痛感。

（2）主治功效

涌泉穴，是肾经的第一个穴位，也是补肾之要穴。《黄帝内经》云："肾出于涌泉，涌泉者足心也。"意思是说，肾经之气犹如源泉之

水，来源于足下，涌出灌溉周身四肢各处。经常按摩此穴，可起到补肾固元的功效。

（3）操作手法

①按摩：民间流传已久的养生保健法"搓脚心"，实际上就是在推搓涌泉穴。此法简单而收甚佳，为不少养生大家所用。

苏东坡在《苏沈良方》中提到，按摩两脚心（涌泉穴），及脐下腰脊间，皆令热彻，于身体大有益处："且试行二十日，精神自已不同，觉脐下实热，腰脚轻快，面目有光，久久不已。"

清代医籍《急救广生集》的作者程鹏程，对于"搓脚心"的保健功效，也持肯定态度："擦足，每晚上床时，用珠算握趾，一手擦足心，如多至千数，少至百数，觉足心热，将足趾微微转动，二足更番摩擦。盖涌泉穴在两足心内，摩热睡下，最能固精融血，康健延寿，益人之功甚多。"

除了推搓涌泉穴外，尚有泡、灸、踩、敲、药敷等法。

②泡：睡前用热盐水浸泡双侧涌泉穴（热水以自己能适应为度），每次15~25分钟，泡至身体微微发汗。

③灸：每日1次或隔日1次，灸至涌泉穴有热感。

艾灸涌泉穴除了有益肾之功，还可助眠：每晚睡前用艾条在涌泉穴灸治20分钟，可用于辅助治疗失眠。施灸时，对准涌泉穴，距离1寸左右高度，使局部有温热感，以皮肤出现潮红为度（防止被烧伤）。有睡眠障碍的朋友，可自己施灸或由家人帮着施灸。10天为1疗程（一般1个疗程即可见效），中间休息2~3天，再进行第2疗程。若是能配合热水泡足10分钟后再灸，效果更佳。

④踩：脚底踩鹅卵石、弹珠等物，以刺激穴位。

⑤敲：坐于床上，取盘腿坐位，然后用小木槌稍稍用力地敲打涌泉穴，至脚底有发热感。

⑥药敷：选择中药研末，用各种赋形剂调成糊状，外敷于涌泉穴，以达到治疗作用。

根据外敷的中药不同，其治疗作用亦不同。如：取白芥子30克，加制天南星30克，以姜汁适量调成糊状，分别涂布于涌泉穴上（或加中脘穴），干后另换，每日3～5次，可用于辅助治疗痰喘上气；取五倍子、郁金研末适量，加蜂蜜适量，调敷于涌泉穴上（或加神阙穴、灵墟穴），每日1换（用7～10天），可用于辅助治疗阳虚自汗。

值得注意的是，以上诸法最好于每天下午5点至7点之间（酉时，此时肾经当令，运行最旺）或睡前进行，以达到事半功倍的效果。

2.然谷——益肾固泄功非凡

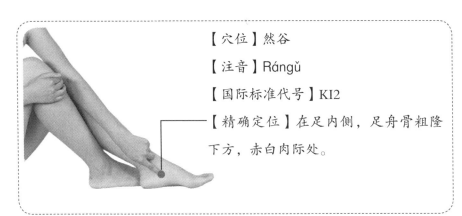

【穴位】然谷

【注音】Rángǔ

【国际标准代号】KI2

【精确定位】在足内侧，足舟骨粗隆下方，赤白肉际处。

然，指然骨，即舟骨粗隆；谷，指凹陷处。本穴位于舟骨粗隆前下方凹陷处，故名然谷。

（1）简易取穴法

取侧坐或仰卧位。先找到内踝前下方较明显之骨性标志——舟骨，舟骨粗隆前下方可触及一凹陷，按压有酸胀感即为此穴。

（2）主治功效

其有益肾固泄、导赤清心的功效，主治病证有以下几种：

①月经不调、阴挺、阴痒等妇科病证。

②遗精、阳痿、小便不利、白浊等泌尿生殖系疾患。

③咯血、咽喉肿痛。

④消渴。

⑤腹泻。

⑥小儿脐风、口噤。

（3）常用配伍

配血海、三阴交，治阴痒、白浊。

配人中、合谷，治小儿脐风。

配八风，治足趾部疼痛。

（4）操作手法

①按摩：以适当力度，用手指指腹或指节向下按压之，并做环形按摩。

②艾灸：艾炷3～5壮，艾条灸5～10分钟。

3.太溪——肾经之原穴

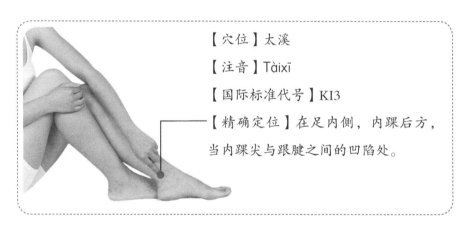

【穴位】太溪

【注音】Tàixī

【国际标准代号】KI3

【精确定位】在足内侧，内踝后方，当内踝尖与跟腱之间的凹陷处。

《会元针灸学》（又名《古法新解会元针灸学》）载："太溪者，山之谷通于溪，溪通于川。肾藏志而喜静，出太深之溪，以养其大志，故名太溪。"太，大也；溪，溪流也。《针灸学（第2版）》称："足少阴脉气出于涌泉，流经然谷，至此聚而形成太溪（较大的溪流），故以太溪为名。"

本穴在足内侧，位于内踝尖与跟腱之间的凹陷处，用手指按压有轻微的胀痛感。有人认为，在具体取穴时，位置可偏上或偏下，在凹陷（内踝尖与跟腱之间的凹陷）中寻找一肌肉较实点，取其"实能生实"，使其补虚力量更强。

本穴既是肾经的原穴①（肾脏元气停驻的地方），也是肾经的输穴②（表明肾经脉气至此已较为强盛），具有补肾固本、通经活络的功效。

本穴亦是"回阳九穴"之一。古代很多医家面对垂危的病人，多用这个穴"补肾气、断生死"：如果在这个穴位上能摸到跳动的动脉，说明病人肾气未竭，还可救治；反之，就说明病人阴气缠身，比较危险。

本穴的补益作用甚佳，既能补肾阴，又可助肾阳。

肾阴不足之人，经常感到咽喉干燥（唾液亦少），喝水也不管用。此时，一边按揉太溪穴，一边做吞咽动作，即可缓解。具体揉按手法是：以适当力度，用拇指指腹按揉太溪穴（或以光滑的木棒按揉），每次3~5分钟，以感到酸胀为宜。

肾阳不足之人，则可用艾条常灸此穴：此穴益肾，且艾灸属温属阳，故以艾灸条悬灸之，温补肾阳的效果十分显著③。

凡因肾虚所致诸症，皆可求之于此穴。

《医宗金鉴》④说太溪穴可治"房劳"，即性生活过多、过频致耗伤肾精，肾之真阴元阳俱亏。

现代临床资料显示，针灸太溪穴（或配伍太冲穴、关元穴），还可用于治疗性功能障碍⑤：性功能障碍最常见的临床证型是肾虚肝郁，或以肾虚为主，或以肝郁为主。肾虚，根据临床表现的不同又有肾阳虚、肾阴虚之分。取太溪、太冲、关元施治，肾虚为主者重补太溪，肝郁为主者重泻太冲，关元用捻转补法，使针感下传。阴虚者只针不灸，阳虚者太溪、关元针灸并用。取效迅速。

【注释】：

①原穴：脏腑原气（即元气）经过和留止的腧穴。十二经脉在腕、踝关节附近各有一个原穴，合为十二原穴。

②输穴：《灵枢·九针十二原》："所注为输。"意指脉气至此已较强盛，如水流能注输于深处。阴经的输穴是本经的原穴，阳经的输穴则不是。

③阳痿属命门火衰证者，除了常规用药外（赞育丸加减），再以艾条悬灸太溪穴（或配肾腧穴、志室穴）10～15分钟以辅助治疗，往往能收良效。

④《医宗金鉴》：清乾隆四年由太医吴谦负责编修的一部医学教科书。

⑤性功能障碍：指个人或性伴侣在进行性爱的过程中，无法经由生理活动获得心理满足，其障碍有：勃起功能障碍（俗称"阳痿"）、阴道痉挛、阴道发育不全、没有性欲（或性冷淡）、早泄等。

4.大钟——二便不利找大钟

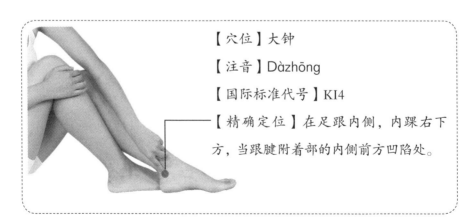

【穴位】大钟

【注音】Dàzhōng

【国际标准代号】KI4

【精确定位】在足跟内侧，内踝右下方，当跟腱附着部的内侧前方凹陷处。

大，大小之大；钟，汇聚之意。足少阴脉气由太溪至此汇聚得以深大（再转注膀胱之脉），故名大钟。

（1）简易取穴法

取侧坐或仰卧位。先确定太溪穴和水泉穴的位置，沿太溪穴与水泉穴连线中点向后推至跟腱前缘，可感有一凹陷处，即为此穴。

（2）主治功效

其有益肾平喘、通调二便的功效，主治病证有以下几种：

①惊恐、痴呆等与神志有关的疾病。

②癃闭、遗尿、便秘。

③月经不调。

④咯血、气喘。

⑤腰脊强痛、足跟痛。

（3）常用配伍

配太溪、神门，治心肾不交之心悸、失眠。

配中极、三阴交，治遗尿、尿闭。

配鱼际，治虚火上炎之咽痛。

（4）操作手法

①按摩：以适当力度，用手指指腹或指节向下按压之，并做环

形按摩。

②艾灸：艾炷3～5壮，艾条灸5～10分钟。

5.水泉——按之灸之，可治痛经

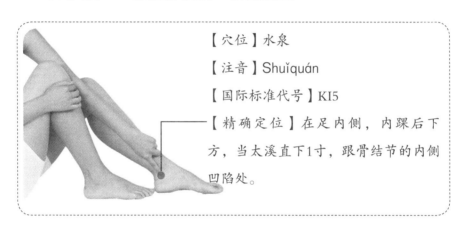

【**穴位**】水泉

【**注音**】Shuǐquán

【**国际标准代号**】KI5

【**精确定位**】在足内侧，内踝后下方，当太溪直下1寸，跟骨结节的内侧凹陷处。

泉，水源也。本穴是肾经的郄穴，为肾之气血所深聚之处，又肾主水，穴似深处之水源，故名水泉。

（1）简易取穴法

取侧坐或仰卧位。先确定太溪穴的位置，由太溪穴直下1横指处，按压有酸胀感，即为此穴。

（2）主治功效

其有益肾清热、活血调经的功效，主治病证有以下几种：

①月经不调、痛经、经闭、阴挺等妇科病证。

②小便不利。

（3）常用配伍

配中极、水道，治肾气亏虚。

配气海、血海、肾腧、三阴交、气海腧，治肾绞痛、肾结石。

配肾腧、中极、血海，治血尿。

（4）操作手法

①按摩：以适当力度，用手指指腹或指节向下按压之，并做环形按摩。

②艾灸：艾炷3～5壮，艾条灸5～10分钟。

6.照海——调阴宁神，通调二便

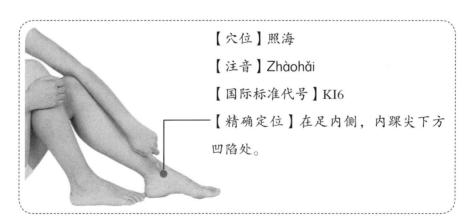

【穴位】照海

【注音】Zhàohǎi

【国际标准代号】KI6

【精确定位】在足内侧，内踝尖下方凹陷处。

照，是光及之象；海，为水归聚处。本穴在内踝之下，为阴跷脉所生，足少阴脉气归聚处。因穴处脉气明显，阔如大海，故名照海。

（1）简易取穴法

取侧坐或仰卧位。由内踝尖垂直向下推，至其下缘凹陷处，按压有酸痛感，即为此穴。

（2）主治功效

其有调阴宁神、通调二便的功效，主治病证有以下几种：

①失眠及癫狂、痫证等精神、神志疾患。

②咽喉干痛、目赤肿痛等五官热性疾病。

③月经不调、带下、阴挺等妇科病证。

④小便频数、癃闭。

（3）常用配伍

配列缺、天突、太冲、廉泉，治咽喉病证。

配神门、风池、三阴交，治阴虚火旺之失眠症。

（4）操作手法

①按摩：以适当力度，用手指指腹或指节向下按压数分钟，并做环形按摩。

②艾灸：艾炷3～5壮，艾条灸5～10分钟。

7.复溜——补肾益阴之效奇佳

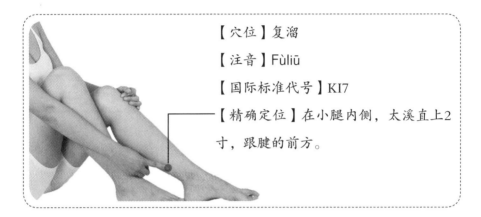

【穴位】复溜

【注音】Fùliū

【国际标准代号】KI7

【精确定位】在小腿内侧，太溪直上2寸，跟腱的前方。

复，指返还；溜，同流之意。足少阴脉气，由涌泉经然谷、太溪，下行大钟、水泉，再绕行至照海，复从太溪直上而流于本穴，故名复溜。

（1）简易取穴法

取侧坐或仰卧位。先确定太溪穴的位置，由太溪穴直上3横指，在跟腱前缘处，按压有酸胀感，即为此穴。

（2）主治功效

其有补肾益阴、通调水道的功效，主治病证有以下几种：
①水肿、汗证（无汗或多汗）等津液输布失调疾患。

②腹胀、腹泻等胃肠疾患。

③腰脊强痛、下肢痿痹。

（3）常用配伍

配中极、阴谷，治癃闭。

配合谷，治汗证。

（4）操作手法

①按摩：整个手掌捏住脚部，再用拇指指腹稍微用力向下按压，并做环形按摩。

②艾灸：艾炷3～5壮，艾条灸5～10分钟。

8.交信——配阴陵泉，可治五淋

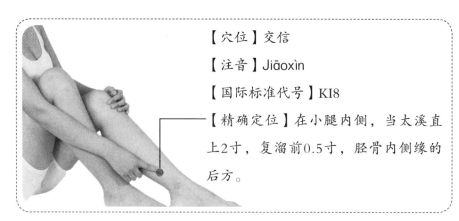

【穴位】交信

【注音】Jiāoxìn

【国际标准代号】KI8

【精确定位】在小腿内侧，当太溪直上2寸，复溜前0.5寸，胫骨内侧缘的后方。

交，相会处为交；信，守时为信。古代以"仁义礼智信"五德配五行，信属土，且本经脉气在本穴交会脾经，故名交信。

（1）简易取穴法

取侧坐或仰卧位。先确定太溪穴的位置，由太溪穴直上3横指，再向前轻推至有一凹陷处，按压有酸胀感，即为此穴。

（2）主治功效

其有益肾调经、通调二便的功效，主治病证有以下几种：

①月经不调、崩漏、阴挺、阴痒等妇科病证。

②疝气。

③五淋。

④腹泻、便秘、痢疾等胃肠病证。

（3）常用配伍

配关元、三阴交，治月经不调。

配太冲、血海、地机，治崩漏。

配中都，治疝气。

配阴陵泉，治五淋。

配中极，治癃闭。

配关元，治阴挺。

（4）操作手法

①按摩：握住脚踝，用手指指腹向下按压之，并做环形按摩。

②艾灸：艾炷3～5壮，艾条灸5～10分钟。

③针刺：直刺0.5~1寸。**（该操作要请专业人士操作，非专业医师勿施，避免出现意外。）**

9.筑宾——癫狂、痫证找筑宾

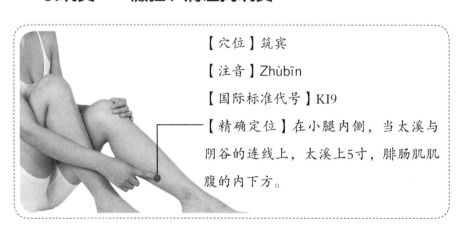

【穴位】筑宾

【注音】Zhùbīn

【国际标准代号】KI9

【精确定位】在小腿内侧，当太溪与阴谷的连线上，太溪上5寸，腓肠肌肌腹的内下方。

筑，杵也；宾，同"髌"。本穴有利于髌，治腨足病。足用力时此处坚实，故曰筑宾。

（1）简易取穴法

坐位垂足或仰卧位。在太溪直上5寸的凹陷处，按压有酸胀感，即为此穴。

（2）主治功效

其有益肾宁心、理气止痛的功效，主治病证有以下几种：

①癫狂、痫证。

②疝气。

③呕吐涎沫、吐舌。

④小腿内侧痛。

（3）常用配伍

配肾俞、关元，治水肿。

配大敦、归来，治疝气。

配承山、合阳、阳陵泉，治小腿痿、痹、瘫。

配水沟、百会，治癫狂、痫证。

（4）操作手法

①按摩：以适当力度，用手指指腹或指节向下按压之，并做环形按摩。

②艾灸：艾炷3～5壮，艾条灸5～10分钟。

10.阴谷——泌尿生殖系统疾患找阴谷

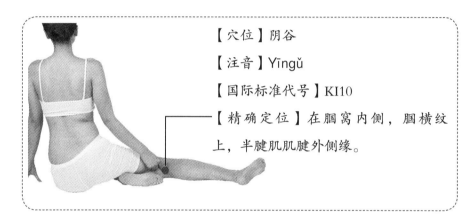

【穴位】阴谷

【注音】Yīngǔ

【国际标准代号】KI10

【精确定位】在腘窝内侧，腘横纹上，半腱肌肌腱外侧缘。

阴，指内侧；谷，指凹陷处。本穴在膝关节内侧，当半腱肌与半膜肌腱之间凹陷处，故而得名。

（1）简易取穴法

俯卧位，微屈膝。从膝内高骨向后缘推，在腘横纹内侧端可触及两条筋（半腱肌肌腱与半膜肌腱），两筋之间可触及一凹陷，按压有酸胀感，即为此穴。

（2）主治功效

其有益肾调经、理气止痛的功效，主治病证有以下几种：

①癫狂。

②阳痿、小便不利、月经不调、崩漏等泌尿生殖系统疾患。

③膝股内侧痛。

（3）常用配伍

配照海、中极，治癃闭。

配大赫、曲骨、命门，治寒疝、阳痿、早泄、月经不调、崩漏等。

（4）操作手法

①按摩：以适当力度，用手指指腹或指节向下按压之，并做环形按摩。

②艾灸：艾炷3~5壮，艾条灸5~10分钟。

11.横骨——益肾兴阳功非凡

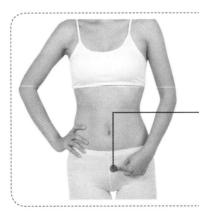

【穴位】横骨

【注音】Hénggǔ

【国际标准代号】KI11

【精确定位】在下腹部，当脐中下5寸，前正中线旁开0.5寸。

横骨，指阴上横起之骨（现称耻骨）。穴在其上方，故名横骨。

（1）简易取穴法

取仰卧位。沿骨盆上口边缘向正中摸，至耻骨联合上缘与前正中线交点，旁开半横指，按压有酸胀感处，即为此穴。

（2）主治功效

其有益肾兴阳、通理下焦的功效，主治病证有以下几种：

①少腹胀痛。

②小便不利、遗尿、遗精、阳痿等泌尿生殖疾患。

③疝气。

（3）常用配伍

配中极、三阴交，治癃闭。

配关元、肾俞、志室、大赫，治阳痿、遗精、崩漏、月经不调。

（4）操作手法

①按摩：以适当力度，用手指指腹或指节向下按压之，并做环形按摩。

②艾灸：艾炷3～5壮，艾条灸5～10分钟。

12.大赫——遗精、阳痿找大赫

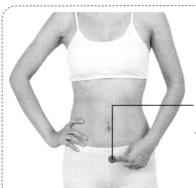

【穴位】大赫

【注音】Dàhè

【国际标准代号】KI12

【精确定位】在下腹部，当脐中下4寸，前正中线旁开0.5寸。

大赫，盛大也。本穴为冲脉少阴之会，内应胞宫精室，因本穴阴气盛大，故而得名。

（1）简易取穴法

取仰卧位。先确定横骨穴的位置，由横骨穴直上1横指，按压有酸胀感处，即为此穴。

（2）主治功效

其有补肾固经、调经止带的功效，主治病证有以下几种：

①遗精、阳痿等男科病证。

②阴挺、带下等妇科疾患。

（3）常用配伍

配关元、三阴交，治月经不调、阴茎疼痛。

配命门、中封，治遗精、滑精、阳痿。

（4）操作手法

①按摩：用手指指腹，以适当力度及较为缓慢的速度，向下按压之（配合呼吸），并做环形按摩。

②艾灸：艾炷3～5壮，艾条灸5～10分钟。

13.气穴——利尿通便疗效佳

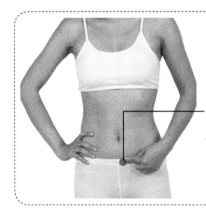

【穴位】气穴

【注音】Qìxué

【国际标准代号】KI13

【精确定位】在下腹部，当脐中下3寸，前正中线旁开0.5寸。

穴在关元旁开0.5寸，邻近"丹田"。因肾主纳气，本穴为纳气要穴，故名气穴。

（1）简易取穴法

取仰卧位。从肚脐向下4横指，再自前正中线旁开半横指，按压有酸胀感处，即为此穴。

（2）主治功效

其有益冲任、通二阴的功效，主治病证有以下几种：

①奔豚气。

②月经不调、带下。

③小便不利。

④腹泻。

（3）常用配伍

配天枢、大肠腧，主消化不良。

配中极、阴陵泉、膀胱腧，主五淋、小便不利。

配关元、三阴交，治闭经。

配天枢、上巨虚，治泄泻、痢疾。

配气海、三阴交、肾腧、血海，治疗月经不调、血带、宫冷不孕、先兆流产。

（4）操作手法

①按摩：用手指指腹，以适当力度及较为缓慢的速度，向下按压之（配合呼吸），并做环形按摩。

②艾灸：艾炷3～5壮，艾条灸5～10分钟。

14.四满——遗精、遗尿找四满

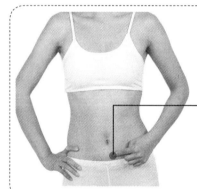

【穴位】四满

【注音】Sìmǎn

【国际标准代号】KI14

【精确定位】在下腹部，当脐中下2
寸，前正中线旁开0.5寸。

　　四，指序号。满，指溢满。本穴为足少阴脉入腹部后第4穴，当膀胱水液储蓄灌满之处，故而得名。

（1）简易取穴法

　　取仰卧位。从肚脐向下3横指，再自前正中线旁开半横指，按压有酸胀感处，即为此穴。

（2）主治功效

　　其有理气调经、利水消肿的功效，主治病证有以下几种：
　　①月经不调、崩漏、带下、产后恶露不净等妇产科病证。

②遗精、遗尿。

③小腹痛，脐下积、聚、疝、瘕等腹部疾患。

④便秘、水肿。

（3）常用配伍

配气海、三阴交、大敦、归来，治疝气、睾丸肿痛。

配气海、三阴交、肾腧、血海，治月经不调、带下、遗精等病证。

配太冲、中极、膈腧，治崩漏。

配中脘、梁门、膈腧、中都，治腹部积聚肿块。

（4）操作手法

①按摩：以适当力度，用手指指腹或指节向下按压之，并做环形按摩。最好由他人代为按摩，以便更好地刺激穴位。

②艾灸：艾炷3~5壮，艾条灸5~10分钟。

③针刺：直刺0.8~1.2寸。**（该操作要经专业人士操作，非专业医师者勿施。）**

15.中注——常按摩，助消化

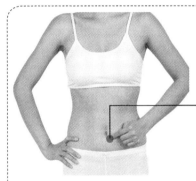

【穴位】中注

【注音】Zhōngzhù

【国际标准代号】KI15

【精确定位】在下腹部，当脐中下1寸，前正中线旁开0.5寸。

本穴为冲脉、足少阴之会，冲脉与足少阴肾经相并上行于本穴相交，足少阴脉气由此经冲脉注入胞中，故名中注。

（1）简易取穴法

取仰卧位。从肚脐向下1横指，再自前正中线旁开半横指，按压有酸胀感处，即为此穴。

（2）主治功效

其有通便止泻、行气调经的功效，主治病证有以下几种：
①月经不调。
②腹痛、便秘、腹泻等胃肠疾患。

（3）常用配伍

配支沟、足三里，治腹痛、大便秘结等。

配次髎、三阴交，治月经不调。

（4）操作手法

①按摩：以适当力度，用手指指腹或指节向下按压之，并做环形按摩。最好由他人代为按摩，以更好地刺激穴位。

②艾灸：艾炷3～5壮，艾条灸5～10分钟。

16.肓腧——便秘、腹胀找肓腧

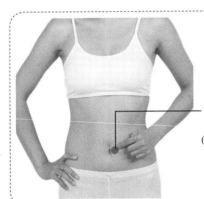

【穴位】肓腧

【注音】Huāngshù

【国际标准代号】KI16

【精确定位】在腹中部，当脐中旁开0.5寸。

肓，指肓膜。本穴在脐旁，当大腹与少腹间，内应肓膜，故名。

（1）简易取穴法

取仰卧位。自肚脐旁开半横指，在腹直肌内缘处，按压有酸胀感，即为此穴。

（2）主治功效

其有润肠通便、理气止痛的功效，主治病证有以下几种：

①腹痛、腹胀、腹泻、便秘等胃肠病证。

②月经不调。

③疝气。

（3）常用配伍

配天枢、足三里、大肠腧，治便秘、泄泻、痢疾。

配大敦、横骨、归来，治疝气痛。

（4）操作手法

①按摩：以适当力度，用手指指腹或指节向下按压之，并做环形按摩。

②艾灸：艾炷3～5壮，艾条灸5～10分钟。

17.商曲——可除腹痛、腹胀之烦忧

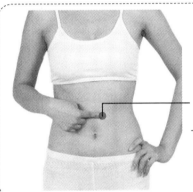

【穴位】商曲

【注音】Shāngqū

【国际标准代号】KI17

【精确定位】在上腹部，当脐中上2寸，前正中线旁开0.5寸。

商，金之音，大肠属金；曲，弯曲也。本穴内应大肠横曲处，故而得名。

（1）简易取穴法

取仰卧位。先从肚脐向上3横指，再自前正中线旁开半横指，按压有酸胀感处，即为此穴。

（2）主治功效

其有健脾和胃、消积止痛的功效，主治病证有以下几种：
①胃痛、腹痛、腹胀、腹泻、便秘等胃肠病证。

②腹中积聚。

（3）常用配伍

配中脘、大横，治腹痛、腹胀。

配支沟，治便秘。

配大肠腧、天枢，治泄泻、痢疾。

（4）操作手法

①按摩：以适当力度，用手指指腹或指节向下按压之，并做环形按摩。

②艾灸：艾炷3~5壮，艾条灸5~10分钟。

18.石关——胃肠病证找石关

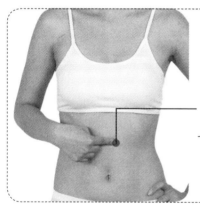

【穴位】石关

【注音】Shíguān

【国际标准代号】KI18

【精确定位】在上腹部，当脐中上3寸，前正中线旁开0.5寸。

石，指石硬，含坚满之意；关，指关要。本穴近胃脘，为饮食之关，又主治"妇人子脏中有恶血，内逆满痛"（《针灸甲乙经》），为攻坚消满之要穴，故名。

（1）简易取穴法

取仰卧位。先从肚脐向上4横指，再自前正中线旁开半横指，按压有酸胀感处，即为此穴。

（2）主治功效

其有攻坚消满、调理气血的功效，主治病证有以下几种：

①胃痛、呕吐、腹痛、腹胀、便秘等胃肠病证。

②不孕。

（3）常用配伍

配中脘、内关，治胃痛、呕吐、腹胀。

配三阴交、阴交、肾腧，治先兆流产和不孕症。

（4）操作手法

①按摩：以适当力度，用手指指腹或指节向下按压之，并做环形按摩。最好由他人代为按摩，以更好地刺激穴位。

②艾灸：艾炷3～5壮，艾条灸5～10分钟。

③针刺：直刺0.5～0.8寸。

说明：使用针灸操作时，要向专业人员咨询，非专业医师者勿操作此方法。

19.阴都——治疗胃痛的特效穴

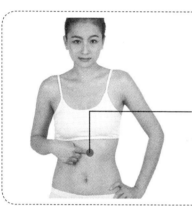

【穴位】阴都

【注音】Yīndū

【国际标准代号】KI19

【精确定位】在上腹部，当脐中上4寸，前正中线旁开0.5寸。

都，指汇聚。本穴为足少阴经与冲脉之会，故名阴都。

（1）简易取穴法

取仰卧位。先取胸剑联合正中点与肚脐连线的中点，再自前正中线旁开半横指，按压有酸胀感处，即为此穴。

（2）主治功效

其有理气和胃、宽胸降逆的功效，主治病证有以下几种：

①胃痛、腹胀、便秘等胃肠病证。

②气管炎、哮喘、肺气肿等呼吸系统疾病。

（3）常用配伍

配巨阙，治心中烦满。

配建里、足三里，治腹胀、肠鸣、腹痛。

配中脘、天枢、足三里、四缝，治纳呆及小儿疳积。

（4）操作手法

①按摩：以适当力度，用手指指腹或指节向下按压之，并做环形按摩。

②艾灸：艾炷3～5壮，艾条灸5～10分钟。

20.腹通谷——胃痛、呕吐不用怕

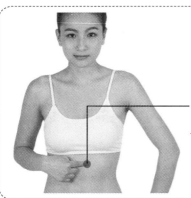

【穴位】腹通谷

【注音】Fùtōnggǔ

【国际标准代号】KI20

【精确定位】在上腹部，当脐中上5寸，前正中线旁开0.5寸。

通，指通过；谷，指水谷。本穴平上脘，为水谷通过之道，故以为名。

（1）简易取穴法

取仰卧位。先从胸剑联合中点直下4横指，再自前正中线旁开半横指，按压有酸胀感处，即为此穴。

（2）主治功效

其有健脾和胃、宁心安神的功效，主治病证有以下几种：

①腹痛、腹胀、胃痛、呕吐等胃肠病证。

②心痛、心悸、胸痛等心胸疾患。

（3）常用配伍

配内关、中脘，治胃气上逆。

配申脉、照海，治惊悸。

配上脘、足三里，治纳呆。

（4）操作手法

①按摩：以适当力度，用手指指腹或指节向下按压之，并做环形按摩。

②艾灸：艾炷3～5壮，艾条灸5～10分钟。

③针刺：直刺或斜刺0.5～0.8寸。

说明：实施针刺操作的过程中，要向专业人士咨询，非专业医师操作者勿用。

21.幽门——腹胀、腹泻双调节

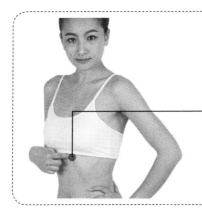

【穴位】幽门

【注音】Yōumén

【国际标准代号】KI21

【精确定位】在上腹部，当脐中上6寸，前正中线旁开0.5寸。

幽，两阴交尽曰幽；门，门户。此穴在上腹部，是冲脉与肾经交会的尽处，又是胃气出入之门，故名幽门。

（1）简易取穴法

取仰卧位。先从胸剑联合中点直下3横指，再自前正中线旁开半横指，按压有酸胀感处，即为此穴。

（2）主治功效

其有健脾和胃、降逆止呕的功效，主治病证有以下几种：

①善哕、呕吐、腹痛、腹胀、腹泻等胃肠病证。

②乳腺炎、乳汁缺少、妊娠呕吐等。

（3）常用配伍

配玉堂，治烦心呕吐。

配中脘、建里，治胃痛、噎嗝、呕吐。

配天枢，治腹胀、肠鸣、泄泻。

（4）操作手法

①按摩：以适当力度，用手指指腹或指节向下按压之，并做环形按摩。最好由他人代为按摩，以更好地刺激穴位。

②艾灸：艾炷3～5壮，艾条灸5～10分钟。

22.步廊——乳房保健穴

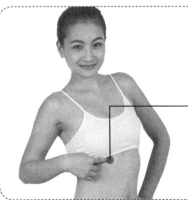

【穴位】步廊

【注音】Bùláng

【国际标准代号】KI22

【精确定位】在胸部，当第5肋间隙，前正中线旁开2寸。

步，度量。廊，庭外长廊。此穴在中庭外，肾经各穴从步廊至腧府，均等距离按顺序排列，如庭廊相对，故名步廊。

（1）简易取穴法

取仰卧位。自乳头向下摸1个肋间隙即第5肋间隙，在该肋间隙中，由前正中线旁开3横指，按压有酸胀感处，即为本穴。

（2）主治功效

其有宽胸理气、止咳平喘的功效，主治病证有以下几种：
①胸痛、咳嗽、气喘等胸肺疾患。
②乳痈。

（3）常用配伍

配肺腧、太渊，治咳嗽。
配肝腧、阳陵泉，治胸胁胀痛。
配心腧、内关，治惊悸、怔忡、胸痛。

（4）操作手法

①按摩：以适当力度，用手指指腹或指节向下按压之，并做环形按摩。
②艾灸：艾炷3～5壮，艾条灸5～10分钟。
③针刺：斜刺或平刺0.5～0.8寸。要注意不可深刺，以免伤及内

脏。

说明：在实施针刺时，要向专业人士咨询，非专业医师者勿操作此种方法，避免意外发生。

23.神封——胸肺疾患找神封

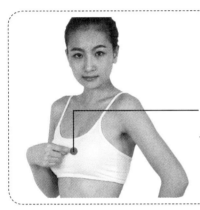

【穴位】神封

【注音】Shénfēng

【国际标准代号】KI23

【精确定位】在胸部，当第4肋间隙，前正中线旁开2寸。

神，指神明。封，指疆界、范围。本穴接近心脏，地处心脏所居之封界，因心主神明，故而得名。

（1）简易取穴法

取仰卧位。在平乳头的肋间隙（第4肋间隙）中，由前正中线旁开3横指，按压有酸胀感处，即为此穴。

（2）主治功效

其有宽胸理气、清热降逆的功效，主治病证有以下几种：

①胸胁支满、咳嗽、气喘等胸肺疾患。

②乳痈。

③呕吐、不嗜食。

（3）常用配伍

配肺腧、太渊，治咳嗽。

配肝腧、阳陵泉，治胸胁疼痛。

配心腧、神门，适用于失眠。

（4）操作手法

①按摩：以适当力度，用手指指腹或指节向下按压之，并做环形按摩。

②艾灸：艾炷3～5壮，艾条灸5～10分钟。

24.灵墟——风寒咳嗽找灵墟

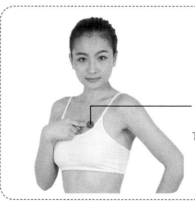

【穴位】灵墟

【注音】Língxū

【国际标准代号】KI24

【精确定位】在胸部，当第3肋间隙，前正中线旁开2寸。

灵，指神灵。墟，指墟址。本穴在心旁，因心藏神，灵与同义，穴为神灵之墟址，故名。

（1）简易取穴法

取仰卧位。自乳头垂直向上摸1个肋间隙（第3肋间隙），在该肋间隙中，由前正中线旁开3横指，按压有酸胀感处，即为此穴。

（2）主治功效

其有疏肝宽胸、肃降肺气的功效，主治病证有以下几种：
①胸胁支满、咳嗽、气喘等胸肺疾患。
②乳痈。
③呕吐。

（3）常用配伍

配肺腧、天突、丰隆，治咳嗽、咯痰、气喘。
配肩井、合谷，治乳腺炎、乳腺增生。
配内关、足三里、合谷，治急、慢性腹泻。

（4）操作手法

①按摩：以适当力度，用手指指腹或指节向下按压之，并做环形按摩。
②艾灸：艾炷3～5壮，艾条灸5～10分钟。

③针刺：斜刺或平刺0.5～0.8寸。

说明：在实施针刺时，要向专业人士咨询，非专业医师者禁止操作此方法。

25.神藏——咳嗽、气喘找神藏

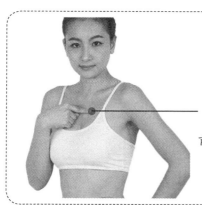

【穴位】神藏

【注音】Shéncáng

【国际标准代号】KI25

【精确定位】在胸部，当第2肋间隙，前正中线旁开2寸。

神，指神明。本穴在心旁，内应心脏。因心藏神，故名神藏。

（1）简易取穴法

取仰卧位。自乳头垂直向上摸2个肋间隙（第2肋间隙），在该肋间隙中，由前正中线旁开3横指，按压有酸胀感处，即为此穴。

（2）主治功效

其有宽胸理气、降逆平喘的功效，主治病证有以下几种：

①胸胁支满、咳嗽、气喘等胸肺疾患。

②呕吐、不嗜食。

（3）常用配伍

配天突、内关、太冲，治梅核气。

配肺腧、定喘、尺泽，治胸痛、咳嗽、气喘。

（4）操作手法

①按摩：以适当力度，用手指指腹或指节向下按压之，并做环形
按摩。

②艾灸：艾炷3~5壮，艾条灸5~10分钟。

26.或中——宽胸理气，化痰止咳

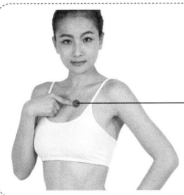

【穴位】或中

【注音】Yùzhōng

【国际标准代号】KI26

【精确定位】在胸部，当第1肋间隙，
前正中线旁开2寸。

或，富有文采之意。本穴平任脉之华盖穴，近肺脏。因肺为华盖，
相傅之官，为文郁之府，故而得名。

（1）简易取穴法

取仰卧位。自乳头垂直向上摸3个肋间隙（第1肋间隙），在该肋间隙中，由前正中线旁开3横指，按压有酸胀感处，即为此穴。

（2）主治功效

其有宽胸理气、化痰止咳的功效，主治病证有以下几种：

①胸胁支满、咳嗽、气喘、痰涌等肺系病证。

②肋间神经痛、膈肌痉挛。

（3）常用配伍

配风门、肺腧治外邪袭肺。

配天突、间使、华盖，治咽喉肿痛。

配支沟、阳陵泉，治胁痛、肋间神经痛。

配尺泽、肺腧、大椎、风门，治支气管哮喘、肺炎。

（4）操作手法

①按摩：以适当力度，用手指指腹或指节向下按压之，并做环形按摩。

②艾灸：艾炷3～5壮，艾条灸5～10分钟。

③针刺：斜刺或平刺0.5～0.8寸。

说明：在实施针刺时，要先向专业人士咨询，或在操作现场有专业人士指导。非专业医师者禁止操作此方法。

27.腧府——更胜止咳良药

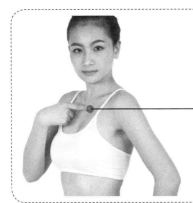

【穴位】腧府

【注音】Shùfǔ

【国际标准代号】KI27

【精确定位】在胸部，当锁骨下缘，前正中线旁开2寸。

腧，指脉气输注处。府，指会也。足少阴脉气，从足至胸，会聚于本穴，故名腧府。

（1）简易取穴法

仰卧位。在锁骨下可触及一凹陷，于胸骨中线与锁骨中线的中点处，按压有酸胀感，即为此穴。

（2）主治功效

其有止咳平喘、和胃降逆的功效，主治病证有以下几种：
①咳嗽、气喘、呼吸困难等。
②神经性呕吐、食欲不振、胸膜炎等。

（3）常用配伍

配天突、肺腧、鱼际，治咳嗽、咽痛。

配肺腧、膻中、膏肓，治哮喘。

配足三里、合谷，治胃气上逆之呕吐、呃逆。

（4）操作手法

①按摩：以适当力度，用手指指腹或指节向下按压之，并做环形按摩。

②艾灸：艾炷3～5壮，艾条灸5～10分钟。

二、十二经脉其至长——品膀胱经上的补肾大穴

1.肾腧——主治肾之疾患

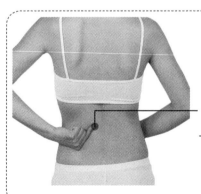

【穴位】肾腧

【注音】Shènshù

【国际标准代号】BL23

【精确定位】在腰部，当第2腰椎棘突下，旁开1.5寸。

肾腧穴就是十二个背腧穴之一，为肾之背腧。它与肾脏所在的位

置大致相对应，还与肾脏的生理、病理反应有着密切的关系，对于肾脏（功能）有着非常重要的保健作用。

（1）简易取穴法

先找到第12胸椎，再向下数2个突起骨性标志，即为第2腰椎，在第2腰椎棘突下向左或向右量取1.5寸（大致相当于示指和中指并拢后的宽度）就是此穴。

（2）主治功效

肾腧穴是人体的保健要穴，有益肾气、强腰膝之功，能增强免疫、延缓衰老，还能调节肾脏功能，治疗肾之疾患。主治病症有以下几种：

①命门火衰、下元虚损所致之不孕、不育、月经不调、阳痿、遗精等症。

②肾气虚衰之小便不利、水肿等症。

③肾精亏损之腰膝酸软、耳鸣、耳聋等症。

（3）常用配伍

配殷门、委中，治腰膝酸痛。

配京门，治遗精、阳痿、月经不调。

配听宫、翳风，治耳鸣、耳聋。

配关元、三阴交，治肾炎、小便不利、水肿。

（4）操作手法

①按摩：以适当力度，用拇指指腹按揉肾腧100~200次，每天坚持。

②艾灸：用艾条温和灸5~20分钟，每日一次。

③拔罐：用止血钳夹住酒精棉，点燃后在火罐内壁绕1~2圈，迅速退出并及时将罐扣在肾腧穴上，留罐5~10分钟，隔天1次。

④刮痧：用刮痧板的侧边从上而下刮拭肾腧穴，力度微重，以出痧为度，隔天1次。

2.八髎——调理下焦强腰膝

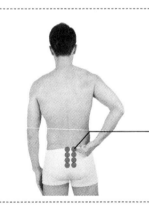

【穴位】八髎

【注音】Bāliáo

【国际标准代号】BL31 、BL32、BL33、BL34

【精确定位】位于腰骶孔处，实为上髎、次髎、中髎、下髎、左右共8个，分别在第一、二、三、四骶后孔中。

"八髎"是指8个穴位：上髎、次髎、中髎、下髎各一对，所以叫做"八髎"。这是一个区域，也就是在阳关和会阳之间，邻近胞宫。

（1）简易取穴法

八髎穴位于腰骶孔处，实为上髎、次髎、中髎、下髎、左右共8个，分别在第一、二、三、四骶后孔中。先找到穴位的大概位置，再用手指细心地按压、寻找，当指下出现凹陷的感觉时，即找到了骶后孔，此为真穴。

（2）主治功效

其有调理下焦、强腰利膝的功效，主治病症有以下几种：

①月经不调、痛经、带卜等妇科病症。

②遗精、阳痿、早泄、小便不利等泌尿生殖系统病症。

（3）常用配伍

配三阴交、中极，治小便不利。

配肾腧、命门、委中，治腰骶酸痛。

配曲骨、阴陵泉、三阴交、太冲，治湿热下注之月经不调、白带多、阴门瘙痒、股癣等。

（4）操作手法

①按摩：用手掌按揉100～200次，每天坚持。

②艾灸：用艾条回旋灸5～20分钟，每日一次。

三、巳时经旺主后天——品牌经上的补肾大穴

1.三阴交——健脾调肝补肾

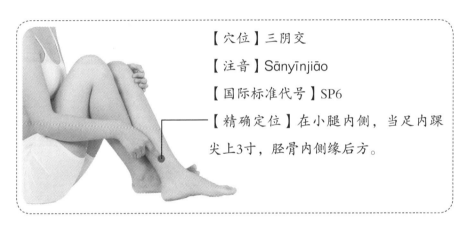

【穴位】三阴交

【注音】Sānyīnjiāo

【国际标准代号】SP6

【精确定位】在小腿内侧，当足内踝尖上3寸，胫骨内侧缘后方。

"三阴"，足三阴经。"交"，交会。本穴物质有脾经提供的湿热之气，有肝经提供的水湿风气，有肾经提供的寒冷之气，三条阴经气血交会于此，故名"三阴交"。

（1）简易取穴法

三阴交非常好找：手四指并拢，小指下边缘紧靠内踝尖上，食指上缘所在水平线在胫骨后缘的交点，即是本穴（用手按压有微微的胀痛感）。

（2）主治功效

其有健脾利湿、滋补肝肾、调经止带等功效，主治病症有以下

几种：

①痛经、月经不调、经前症候群、更年期症候群、带下病、手脚冰冷等妇科病症。

②腹痛、泄泻、水肿、疝气等病症。

③气血两虚型头痛。

（3）常用配伍

配天枢、合谷，治小儿急性肠炎。

配中脘、内关、足三里，治血栓闭塞性脉管炎。

配阴陵泉、膀胱腧、中极，治癃闭。

配中极、天枢、行间，治月经不调、痛经。

（4）操作手法

①按摩：用大拇指按揉三阴交穴100～200次，每天坚持。

②艾灸：用艾条温和灸5～20分钟，每日一次。

③拔罐：用拔罐器将气罐吸附在三阴交穴上，留罐5～10分钟，隔天1次。

④刮痧：用刮痧板一角从上向下刮拭三阴交穴3～5分钟，隔天1次。

2.阴陵泉——益肾调经大穴

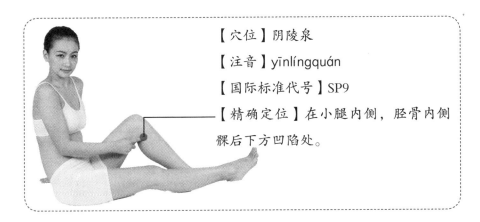

【穴位】阴陵泉

【注音】yīnlíngquán

【国际标准代号】SP9

【精确定位】在小腿内侧，胫骨内侧髁后下方凹陷处。

阴，水的意思；陵，土丘的意思；泉，水泉也。此穴的意思是指脾经地部流行的经水和脾土物质的混合物在此穴中聚合堆积。此穴物质为地机穴流来的泥水混合物，因为本穴位于肉之陷处，泥水混合物在穴中沉积，水液溢出，脾土物质沉积为地之下部翻扣的土丘之状，所以名"阴陵泉"。

（1）简易取穴法

阴陵泉位于膝盖内侧下方，取穴时弯曲膝盖，用拇指沿小腿内侧骨内缘（胫骨内侧）由下往上推，至拇指抵膝关节下时，在胫骨向内上弯曲处可触及一凹陷，即是本穴（用手按压有微微的胀痛感）。

（2）主治功效

其有健脾利湿、补益肝肾的功效，主治病症有以下几种：

①泌尿生殖系统疾病：肾炎、膀胱炎、尿路感染、遗尿、尿潴留、遗精、阳痿等。

②妇科疾病：痛经、月经不调、带下病、阴道炎等妇科病症。

③消化系列疾病：消化不良、腹痛、泄泻、痢疾、水肿、腹水、腹膜炎等病症。

④其他病症：失眠、膝关节疼痛、下肢痿痹。

（3）常用配伍

配中脘、天枢、上巨虚、足三里，治腹痛腹泻。

配三阴交、膀胱腧、中极，治尿潴留。

配中极、子宫、三阴交、肾腧、八髎，治月经不调、痛经。

配带脉、白环俞、三阴交、中极，治带下病。

配曲池、天枢、太冲、丰隆、中脘，治肥胖症。

（4）操作手法

①按摩：用大拇指按揉阴陵泉穴200～300次，每天坚持。

②艾灸：用艾条温和灸阴陵泉穴10～20分钟，每日一次。

③拔罐：用止血钳夹住酒精棉，点燃后在火罐内壁绕1～2圈，迅速退出并及时将罐扣在阴陵泉穴上，留罐5～10分钟，隔天1次。

④刮痧：用刮痧板一角从上向下刮拭阴陵泉穴3～5分钟，以局部出痧为度，隔天1次。

四、阳明戊土多气血——品胃经上的补肾大穴

足三里——若要安，三里常不干

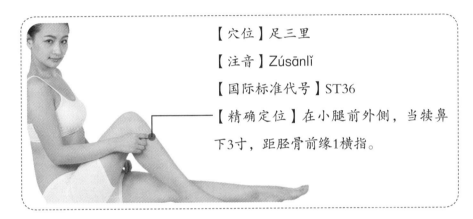

【穴位】足三里

【注音】Zúsānlǐ

【国际标准代号】ST36

【精确定位】在小腿前外侧，当犊鼻下3寸，距胫骨前缘1横指。

"足"，足部之意。"三里"，穴内物质作用范围之意。本穴为犊鼻穴传来的地部经水，至本穴后，散于本穴开阔之地，形成一个较大气血场范围，如三里方圆之地，故名"足三里"。

（1）简易取穴法

从下往上触摸小腿的外侧，左膝盖的膝盖骨下面，可摸到凸块（胫骨外侧髁）。由此再往外，斜下方一点之处，还有另一凸块（腓骨小头）。这两块凸骨以线连接，以此线为底边向下作一正三角形。而此正三角形的顶点，正是此穴。

（2）主治功效

其有健脾和胃、升降气机、通腑化痰的功效，主治病症有以下几种：

①胃痛、呕吐、肠鸣、便秘等脾胃病症。

②心悸、气短、虚劳等与脾胃有关的虚证。

③痰饮、痫证、癫狂等痰湿证。

④下肢不遂、痿痹等症。

（3）常用配伍

配冲阳、仆参、飞扬、复溜、完骨，治足痿。

配天枢、三阴交、肾腧、行间，治月经过多、心悸。

配曲池、丰隆、三阴交，治头晕目眩。

配梁丘、期门、内关、肩井，治乳痈。

配中脘、内关，治胃脘痛。

配脾腧、气海、肾腧，治脾虚型慢性腹泻。

（4）操作手法

①按摩：用手指指腹推按足三里1~3分钟。

②艾灸：用艾条温和灸5~10分钟，一天一次。

③拔罐：用气罐留罐10~15分钟，隔天一次。

④刮痧：用面刮法刮拭穴位，以潮红发热即可。

五、人身之有任督，犹天地之有子午——品任督二脉上的补肾大穴

1.会阴——生殖保健之要穴

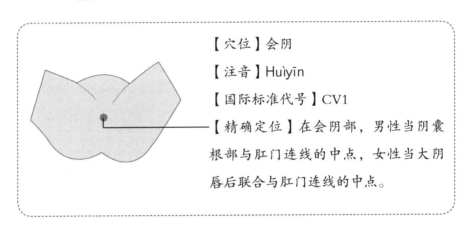

【穴位】会阴

【注音】Huìyīn

【国际标准代号】CV1

【精确定位】在会阴部，男性当阴囊根部与肛门连线的中点，女性当大阴唇后联合与肛门连线的中点。

会，交会的意思；阴，阴气，人体的阴部。本穴位于前后阴之间，为阴气会聚之所，故名"会阴"。

（1）简易取穴法

仰卧位，取肛门上缘与阴囊根部（女性取大阴唇下缘连接处）之中点，人体肛门和生殖器的中间凹陷处即是此穴。

（2）主治功效

其有醒神镇惊、通调二便、补肾壮阳的功效，主治病症有以下几种：

①尿道炎、尿失禁、阴囊湿疹、阴茎痛、阳痿、遗精、阴道炎、外阴炎、月经不调、经闭、子宫脱垂等病症。

②痔疮、肛裂、脱肛、便秘等病症。

③昏迷、癫痫等病症。

（3）常用配伍

会阴配肾腧，治遗精。

会阴配蠡沟，治阴痒。

会阴配人中、阴陵泉，治溺水窒息。

（4）操作手法

按摩：取仰卧式，将双腿屈膝盘起。将双手搓热之后，用手掌按摩会阴穴100次，按摩速度和力量以适应为度，以会阴有了热胀感为宜。

2.关元——培补元气功非凡

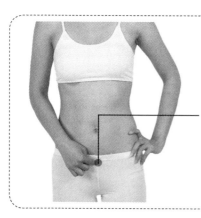

【穴位】关元

【注音】Guānyuán

【国际标准代号】CV4

【精确定位】在脐中下3寸（4横指宽）。

"关"，关卡的意思。"元"，元首、首脑的意思。下部气血上传时，在经过本穴会得到整顿，整顿后只有小部分可继续上传，故名为"关元"。

（1）简易取穴法

用仰卧的姿势，四手指并拢，将并拢的手指横放在肚脐下方，肚脐下正中线与手指交叉的地方就是关元穴。准确点的话，将肚脐到耻骨的地方画一条线，将这条线划为五等分，肚脐往下的3/5处就是关元穴。

（2）主治功效

其有固本培元、导赤通淋的功效，主治病症有以下几种：
①月经不调、痛经、崩漏、带下、遗精、阳痿、早泄等病症。
②失眠、眩晕、耳鸣、脱肛等症。
③腹痛、腹泻、腹胀、消化不良等症。

（3）常用配伍

配足三里、脾腧、公孙、大肠腧，治里急腹痛。
配三阴交、血海、中极、阴交，治痛经、月经不调。

（4）操作手法

①按摩：用手掌根部推揉关元穴2～3分钟。
②艾灸：用艾条温和灸关元穴5～10分钟，1天1次。
③拔罐：用拔罐器将气罐吸附在关元穴上，留罐10～15分钟，隔天1次。

3.气海——人体补虚要穴

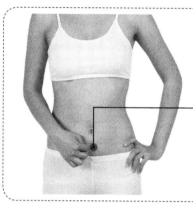

【穴位】气海

【注音】Qìhǎi

【国际标准代号】CV6

【精确定位】在下腹部，前正中线上，当脐中下1.5寸。

"气"，元气；"海"，汇聚的意思。本穴是元气的汇聚之地，故名为"气海"，又叫脖胦穴、丹田穴、下肓穴、气泽穴等，属任脉。

（1）简易取穴法

仰卧位，该穴位于人体的下腹部，直线连接肚脐与耻骨上方，将其分为十等分，从肚脐3/10的位置，即为此穴。

（2）主治功效

其有益气助阳、调经固经的功效，主治病症有以下几种：

①四肢无力、腰膝酸软、下肢痿痹等症。

②大便不通、下腹疼痛、腹胀、呃逆、呕吐等症。

③遗尿、遗精、脱肛、痛经、月经不调等症。

（3）常用配伍

配足三里、脾腧、胃腧、天枢，治腹胀、腹痛、呃逆、便秘。

配足三里、合谷、百会，治胃下垂、子宫下垂、脱肛。

（4）操作手法

①按摩：用手掌鱼际顺时针按揉气海穴3～5分钟。

②艾灸：用艾条雀啄灸气海穴5～10分钟，1天1次。

③拔罐：用拔罐器将气罐吸附在气海穴上，留罐10～15分钟，隔天1次。

④刮痧：用面刮法从上而下刮拭气海穴30次，可不出痧，隔天1次。

4.神阙——元神之阙门

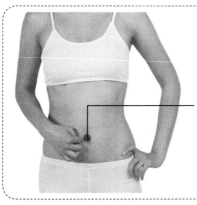

【穴位】神阙

【注音】Shénquè

【国际标准代号】CV8

【精确定位】在脐区，脐中央。

"神"指元神，"阙"指宫门，"神阙"即"元神往来之门户[1]"。

因本穴当脐中，胎儿赖此从母体获得营养而具形神，喻此为元神之阙门，故而得名。

（1）简易取穴法

仰卧位，该穴位于人体的腹中部，脐中央即是此穴。

（2）主治功效

其有通经行气的功效，主治病症有以下几种：

①手足冰冷、四肢不温等病症。

②脱肛、遗尿、痛经等病症。

③腹痛、脐周痛、便秘、泄泻等病症。

（3）常用配伍

配百会、膀胱腧，治脱肛。

配关元，治泄泻、肠鸣、腹痛。

（4）操作手法

①按摩：用拇指指尖点按神阙穴2～3分钟。

②艾灸：用艾条温和灸神阙穴5～10分钟，1天1次。

【注释】：

①《厘正按摩要术》云："脐通五脏，真神往来之门户也，故曰神阙。"

5.命门——补肾阳，防衰老

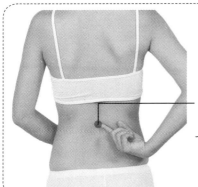

【穴位】命门

【注音】Mìngmén

【国际标准代号】GV4

【精确定位】在腰部，当后正中线
上，第2腰椎棘突下凹陷中。

"命"，指生命。"门"，指出入的门户，本穴向外运输肾气维持
人体气血流行不息，故名"命门"。

（1）简易取穴法

正坐直腰，以两手中指按住脐心，左右平行移向背后，两指汇合之
处为命门穴，此穴正对脐中。

（2）主治功效

其有补肾壮阳的功效，主治病症有以下几种：

①遗尿、尿频、赤白带下、胎屡坠、不孕、不育、遗精、早泄、阳
痿等病症。

②腰痛、腰膝痿软、脊强反折、手足逆冷等症。

（3）常用配伍

配肾腧、太溪，治遗精、早泄、腰膝无力、遗尿。

配百会、筋缩、腰阳关，治破伤风抽搐。

（4）操作手法

①按摩：用拇指指腹揉按命门穴100～200次。

②艾灸：用艾条隔姜灸命门穴5～10分钟，1天1次。

③拔罐：用拔罐器将气罐吸附在命门穴上，留罐10～15分钟，隔天1次。

④刮痧：用角刮法刮拭命门穴1～2分钟，1天1次。

第四章 ◎ ------------------------------

细节补肾，
涓流入海

　　在前几章向您介绍了食物补肾和穴位补肾，那么，还有其他的补肾方法吗？答案是肯定的，补肾的方法可谓是数不胜举。那具体有哪些呢？本章将主要向您介绍一些运动补肾的方法。现在，"生命在于运动"几乎成了有志于健康之士的口头禅。但光知道运动的重要性还不行，还要知道如何运动，运动补肾并不是人们看到的那样"扭扭屁股，抖抖手"就能起到健身补肾的作用，专业的功效还得配备专业的动作。

一、耳针补肾

耳针，是指运用针刺或其他的方法刺激耳穴，以达到诊断、防治疾病目的的一种方法。它是针灸学的一个重要组成部分。不要简单地认为耳朵只是一个听觉器官，事实上，它与人体脏腑、经络都有着密切的联系：通过观察、触摸、探测耳郭可对某些疾病进行诊断，还可通过刺激耳郭上的穴位来防治疾病。

20世纪50年代，由法国医学博士诺基尔（P.Nogier）提出的42个耳穴点和形如胚胎倒影的耳穴图促进了耳穴疗法的发展。到了60～70年代，耳针疗法得到了普遍的推广和运用，耳穴的数量在验证、筛选诺基尔博士耳穴的基础上又得到了大量的发掘与充实，至70年代末，耳穴的数目已近300个。如此"庞大"的耳穴的出现，说明了耳针研究在不断地向纵深发展。

但由于人们对耳穴作用的认识各有差异，对其机制尚未完全明了，对耳穴的概念和命名又缺乏统一的标准，从而造成了耳穴命名的混乱现象，比如出现一穴多名和一名多穴、穴名繁杂等情况，给国内及国际间的学术交流和研究带来了一定的困难。为了解决这个问题，世界卫生组织西太区办事处委托中国针灸学会归纳、总结了几十年来国际上关于耳穴的研究成果，去其糟粕取其精华，并广泛征求各方面的意见，选取了临床常用的、疗效好的、不能被其他穴位所取代的耳穴，于1987年制定公布了"耳穴标准化方案"，初步统一了相当数量的耳穴名称和定位，并于1987年6月在韩国汉城（今首尔）举行的"国际穴名标准化"工作会议上基本通过。至此，耳穴经历了一个由少到多，又由博返约的发展过程。该方案的通过也标志着目前中国的耳针研究水平居于世界领先地位。

说起耳穴治病，可追溯到2000多年前。当时中医学就已经发现了耳郭与人体的内在联系。如长沙马王堆汉墓出土的《帛书》中就记载了与上肢、咽喉、面颊、眼等相联系的"耳脉"；《内经》则对耳与脏腑、经络等的联系进行了比较详细的论述，并将"耳脉"发展成为手少阳三焦经脉。在国际上，耳针疗法的运用也有悠久的历史。在古希腊、埃及就有过借耳针治疾病的经验，如古希腊医师，有西方"医学之父"之称的希波克拉底（Hippokrates of Kos）就曾用割断耳后血管的方法治疗男性不育、阳痿等症，此外，他还发现了外耳的形态与情绪的变化有关系等。

在近代国际上对耳针疗法的研究与运用也得到了迅猛的发展。如日本在1956年就发表了和田秀《针刺耳垂治疗泪囊炎》的文章；1977年北出利胜通过对耳穴麻醉和镇痛的实验观察，指出许多耳穴对某些疾病具有特殊的治疗效果。到目前为止已有法国、日本、德国、美国、意大利、韩国、土耳其等几十个国家和地区将耳针应用于临床治疗、麻醉和保健等。

耳穴治疗的手段有很多种，传统的方法有毫针、艾灸、放血、吹耳、按摩，在此基础上又增添了电针、埋针、梅花针、耳穴穴位注射、割治、压丸、磁疗、贴膏等。而在诸多方法中数按摩和压丸方法最为安全、简便。耳穴按摩方法中常用的有自身耳郭按摩法和耳郭穴位按摩法。前者包括全耳按摩、手摩耳轮和提揑耳垂，此类方法可用于多种疾病的辅助治疗和养生保健。耳郭穴位按摩则是医生用压力棒点压或揉按、掐捏等方法治疗疾病的方法，该类方法适用于耳针疗法的各种适应证。而压丸法则是用质硬而光滑的小粒药物种子、药丸或其他硬物等贴压耳穴，治疗疾病的方法，常用的介质有王不留行籽、绿豆等。

耳穴之所以能治疗疾病在于耳与脏腑的密切联系。这一观点在我国有很多文献记载。如《灵枢·脉度》说："肾气通于耳，肾和则耳能闻五音矣。"《证治准绳》认为："肾为耳窍之主，心为耳窍之客。"沈金鳌在《杂病源流犀烛》中强调指出："耳属足少阴，肾之奇窍也。耳所致者精，精气调和，肾气充足，则耳聪。若劳伤气血，风邪乘虚，使精脱肾惫，则耳聋，是肾为耳聋之源也。然肾窍于耳，所以聪听，实因水生于金，盖肺主气，一身之气贯于耳。"在近代，许多现象也证明，耳与脏腑有着密切的联系，这种联系着重表现在耳穴对脏腑病变的反应和耳穴诊断上。

不过话说回来，耳虽与五脏六腑皆有联系，但与肾之关系最为密切。中医中谈论肾与耳的关系的名家著说数不胜数，而现代医家关于肾与耳的关系的研究也不少。主要表现为：肾与耳两者在组织形态上具有相似性，如郭氏的研究发现内耳血管纹毛细胞与肾小管管状上皮细胞在形态、生理、生化上具有相似之处，二者的内织网均与毛细胞紧密相连，具有相同的离子交换功能；肾与耳的组织具有相同的免疫学方面的特性；肾脏与内耳在酶含量及分布上具有相似性；肾与耳之间具有一些相互联系的物质。

所以现代研究关于肾与耳的关系基本也有定论。知道了二者的关系，那如何运用耳穴补肾就是我们下一个要谈论的问题。

1.常用的补肾耳穴

艇角

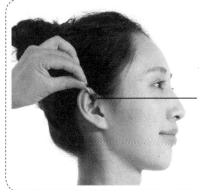

【国际标准代号】CO8

【部位】属耳甲穴位，在对耳轮下脚下方前部，即耳甲8区。

【主治】前列腺炎、尿道炎。

操作方法

揉捏：拇指和食指指腹相对，捏住耳部艇角穴位，两指用力以稍重的手法揉、捏，一般揉捏2～4分钟。

掐捏：用拇指指尖对准该处进行掐捏，以疼痛能忍受为度，一般掐捏2～4分钟。注意掐捏时不要留有指甲，防止皮肤破损。

点按：借助外部器材，如耳穴专用的弹簧压力棒，或用牙签、火柴头等，以一定的力道作用该处，以出现酸胀、疼痛能忍受为度，采用一松一放方法反复操作，一般点按2～4分钟。注意器材需头端圆滑，不能带尖或刺。

搓摩：拇指和食指指腹相对，夹住耳部的艇角穴位，然后捻揉使局部皮肤发红、发热，一般搓摩2～4分钟。

注：艇角穴，对于泌尿生殖系统方面，尤有助益，耳针效果更佳。

外生殖器

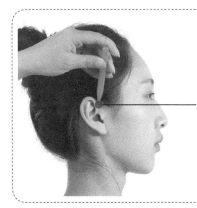

【国际标准代号】HX4

【部位】属耳轮穴位，在对耳轮下脚前方的耳轮处，即耳轮4区。

【主治】睾丸炎、附睾炎、外阴瘙痒。

操作方法

揉捏：拇指和食指指腹相对，捏住耳轮上的外生殖器穴位，两指稍用力揉、捏，以疼痛耐受为度，揉捏2～4分钟。

掐捏：食指和拇指捏住耳轮下脚，用拇指指尖掐捏外生殖器，以疼痛能忍受为度，掐捏2～4分钟。

搓摩：拇指和食指捏住耳轮处的外生殖器穴位，然后捻揉使局部皮肤发红、发热，搓摩2～4分钟。

内生殖器

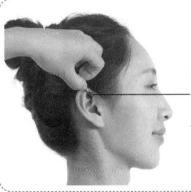

【国际标准代号】TF2

【部位】属三角窝穴位，在三角窝前1/3的下部，即三角窝的2区。

【主治】遗精、早泄、痛经、月经不调、白带过多、功能性子宫出血。

操作方法

揉捏：拇指和食指指腹相对，捏住三角窝处的内生殖器穴位，两指用力以稍重的手法揉、捏，一般揉捏2～4分钟。

点按：借助外部器材，如耳穴专用的弹簧压力棒，或用牙签、火柴头等，以一定的力道作用于内生殖器，一般点按2～4分钟。

掐捏：食指和拇指捏住三角窝，用拇指指尖掐捏，以疼痛能忍受为度，掐捏2～4分钟。

肾

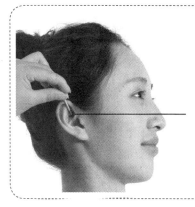

【国际标准代号】CO10

【部位】属耳甲穴位，在对耳轮下脚下方后部，即耳甲10区。

【主治】遗精、早泄、腰痛、耳鸣、神经衰弱、肾盂肾炎、遗尿、月经不调、哮喘。

操作方法

揉捏：拇指和食指捏住对耳轮下脚，用揉、捏的手法操作，以疼痛耐受为度，一般揉捏2~4分钟。

掐捏：食指和拇指捏住对耳轮下脚，用拇指指尖掐捏肾穴位，以疼痛能忍受为度，一般掐捏2~4分钟。

搓摩：拇指和食指捏住对耳轮，然后拇指稍用力捻揉使局部皮肤发红、发热，一般搓摩2~4分钟。

注：选取肾、肾腧、输尿管、膀胱；配穴选取交感、肾上腺、神门、三焦、内分泌。将粘有王不留行籽的胶布贴于所选穴位上，能治疗水肿。

耳背肾

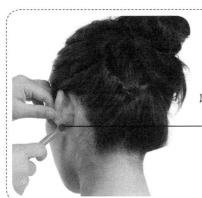

【国际标准代号】P5

【部位】属耳背穴位，在耳背下部，即耳背5区。

【主治】头痛、头晕、神经衰弱。

操作方法

揉捏：拇指和食指相对捏住耳背肾，拇指位于耳背部，两指用力以稍重的手法揉捏该处，一般揉捏2～4分钟。

掐捏：拇指和食指相对掐住耳背肾，拇指位于耳背部，用拇指指尖掐捏该处，一般掐捏2～4分钟。

搓摩：拇指和食指捏住耳背肾，拇指位于耳背部，拇指用力捻揉该处，一般搓摩2～4分钟。

2.耳穴治病有奇方
阳痿

命门火衰

【治则】补肾助阳

【耳穴配方】肾、外生殖器、精宫、内分泌

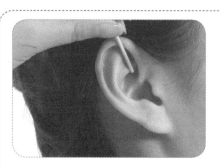

【名称】肾

【国际标准代号】CO10

【部位】属耳甲穴位，在对耳轮下脚下方后部，即耳甲10区。

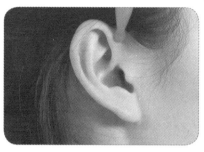

【名称】外生殖器

【国际标准代号】HX4

【部位】属耳轮穴位，在对耳轮下脚前方的耳轮处，即耳轮4区。

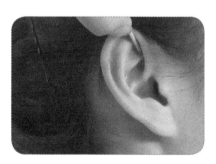

【名称】精宫

【国际标准代号】TF2

【部位】属三角窝穴位，在三角窝前1/3的下部，即三角窝的2区。

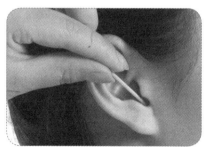

【名称】内分泌

【国际标准代号】CO18

【部位】属耳甲穴位，在屏间切迹内，耳甲腔的底部，即耳甲18区。

操作方法：采用耳穴贴压法，找到以上穴位，用王不留行籽贴压以上穴位，每日或隔日1次，每次10~20分钟，中度刺激。夏季2~3天，冬季5~7天。

注：精宫即子宫，如果女性有痛经的现象可以按揉此穴。

心脾两虚

【治则】补益心脾

【耳穴配方】心、脾、肾、内分泌、外生殖器

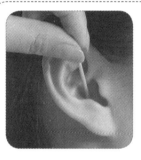

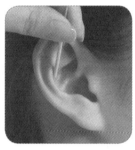

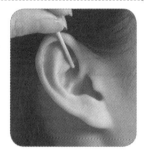

【名称】心

【国际标准代号】CO15

【部位】属耳甲穴位，在耳甲腔正中凹陷处，即耳甲15区。

【名称】脾

【国际标准代号】CO13

【部位】属耳甲穴位，在耳甲腔的后上部，即耳甲13区。

【名称】肾

【国际标准代号】CO10

【部位】属耳甲穴位，在对耳轮下脚下方后部，即耳甲10区。

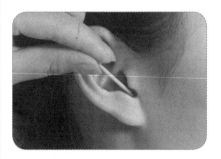

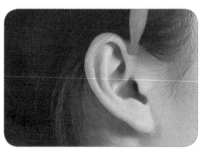

【名称】内分泌

【国际标准代号】CO18

【部位】属耳甲穴位，在屏间切迹内，耳甲腔的底部，即耳甲18区。

【名称】外生殖器

【国际标准代号】HX4

【部位】属耳轮穴位，在对耳轮下脚前方的耳轮处，即耳轮4区。

操作方法：采用耳穴贴压法，找到以上穴位，用王不留行籽贴压

10～20分钟，每日1次。

注：内分泌可以用于女性痛经时。以王不留行籽用胶布贴压子宫、肝、胆、肾、腹、内分泌、肾上腺、降压沟、耳迷根穴位。每日按压10次以上，越痛越按。该方能调经止痛，主治各种痛经。

惊恐伤肾

【治则】补肾宁神

【耳穴配方】肾、外生殖器、神门

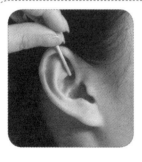 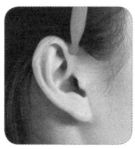 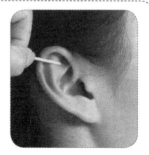

【名称】肾
【国际标准代号】CO10
【部位】属耳甲穴位，在对耳轮下脚下方后部，即耳甲10区。

【名称】外生殖器
【国际标准代号】HX4
【部位】属耳轮穴位，在对耳轮下脚前方的耳轮处，即耳轮4区。

【名称】神门
【国际标准代号】TF4
【部位】属三角窝穴位，在三角窝后1/3的上部，即三角窝4区。

操作方法：采用耳穴贴压法，找到以上各穴，用王不留行籽贴压10～20分钟，中度刺激，每日1次。

湿热下注

【治则】清化湿热

【耳穴配方】脾、外生殖器、膀胱

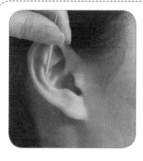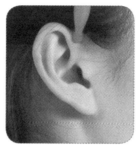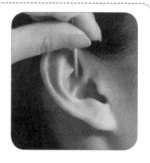

【名称】脾
【国际标准代号】CO13
【部位】属耳甲穴位，在耳甲腔的后上部，即耳甲13区。

【名称】外生殖器
【国际标准代号】HX4
【部位】属耳轮穴位，在对耳轮下脚前方的耳轮处，即耳轮4区。

【名称】膀胱
【国际标准代号】CO9
【部位】属耳甲穴位，在对耳轮下脚下方中部，即耳甲9区。

操作方法：采用耳穴贴压法，找到以上穴位，用王不留行籽贴压10～20分钟，中度刺激，每日1次。

注：外生殖器可用于泌尿系统结石的治疗。选取耳穴肾、膀胱、输尿管、尿道、三焦、外生殖器。用带王不留行籽的胶布固定于穴点处，每日压迫5次(每次按压处微痛为度)，每次30分钟，3日换药一次。并嘱病人在按压前20分钟，饮水250～500ml，并适当增加活动量。能利水通淋排石。主治泌尿系统结石。

遗精

阴虚火旺

【治则】滋阴清火，安神固精

【耳穴配方】肾、肝、心、神门

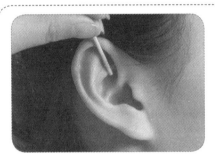

【名称】肾
【国际标准代号】CO10
【部位】属耳甲穴位，在对耳轮下脚下方后部，即耳甲10区。

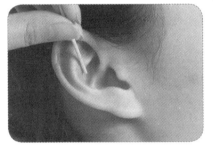

【名称】肝
【国际标准代号】CO12
【部位】属耳甲穴位，在耳甲艇的后下部，即耳甲12区。

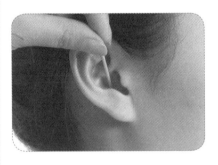

【名称】心
【国际标准代号】CO15
【部位】属耳甲穴位，在耳甲腔正中凹陷处，即耳甲15区。

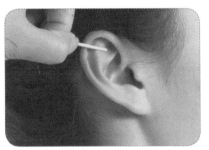

【名称】神门
【国际标准代号】TF4
【部位】属三角窝穴位，在三角窝后1/3的上部，即三角窝4区。

操作方法：采用耳穴贴压法，找到以上穴位，用王不留行籽贴压15～30分钟，中度刺激，每日1次。

注：神门可以用于颈椎病的治疗。选择耳穴颈椎区、肝、肾、神门相应部位对称贴压，3天换贴1次，治疗时酌情进行耳穴局部按摩。双耳贴压10次为1疗程。主治各型颈椎病。（《耳穴诊疗法》）

肾失封藏

【治则】补肾固精

【耳穴配方】肾、肾上腺、皮质下

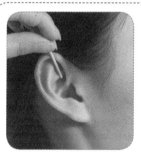 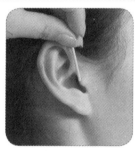 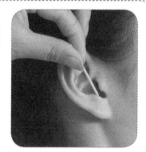

【名称】肾

【国际标准代号】CO10

【部位】属耳甲穴位，在对耳轮下脚下方后部，即耳甲10区。

【名称】肾上腺

【国际标准代号】TG2P

【部位】属耳屏穴位，在耳屏游离缘下部尖端，即耳屏2区后缘处。

【名称】皮质下

【国际标准代号】AT4

【部位】属对耳屏穴位，在对耳屏内侧面，即对耳屏4区。

操作方法：采用耳穴贴压法，找到以上各穴位，用王不留行籽贴压30分钟，轻度刺激，每日1次。

湿热下注

【治则】清化湿热，佐以固摄

【耳穴配方法】脾、膀胱、肾、三焦

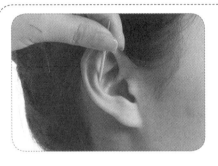

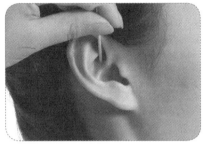

【名称】脾
【国际标准代号】CO13
【部位】属耳甲穴位，在耳甲腔的后上部，即耳甲13区。

【名称】膀胱
【国际标准代号】CO9
【部位】属耳甲穴位，在对耳轮下脚下方中部，即耳甲9区。

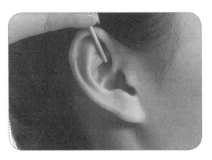

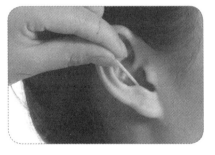

【名称】肾
【国际标准代号】CO10
【部位】属耳甲穴位，在对耳轮下脚下方后部，即耳甲10区。

【名称】三焦
【国际标准代号】CO17
【部位】属耳甲穴位，在外耳门后下，肺与内分泌区之间，即耳甲17区。

操作方法：采用耳穴贴压法，找到以上各穴，用王不留行籽贴压30分钟，中度刺激，每日1次。

二、泡脚补肾

护脚就像护住树根一样，如果树根"抓地"不牢固，就容易倾倒，若吸收不到养分，整个树木就要枯萎，所谓"人之有脚，犹似树之有根，树枯根先竭，人老脚先衰"，所以护脚尤为关键。

中医认为，脚底是各经络起止的汇聚处，尤以足三阴、足三阳经络为多。脚底分布着60多个穴位，而每个穴位又与不同的经络间有着千丝万缕的关联。可想而知泡脚不是"空穴来风"，而是有来头。俗话云"富人吃补药，穷人泡泡脚"不是没有道理。

泡脚的作用很多，而且不同的季节其作用也不尽相同。春天泡脚，升阳固脱；夏天泡脚，暑湿可祛；秋天泡脚，肺润肠濡；冬天泡脚，丹田温灼。但其共性，尤为有益的当属补肾。

"泡脚补肾"有讲究，不是大家随随便便将脚放在水里"过"一下就"万事大吉"起作用了。这个显然无章法，也不会收到效益。泡脚补肾何时泡脚、水温及泡多长时间等，都要有一个准确的概念，这样才会有益。

那何时泡脚呢？中医认为一般在晚上9时许泡脚最为合适。因为这个时间是肾经气血比较衰弱的时辰。在此时泡脚，身体热量增加，血管扩张，有利于活血，从而能促进体内血液循环。同时，还能消除一天的劳累，人也因此会感到舒适、放松。

我们明确了泡脚的时间，那是不是泡的时间是越长越好呢？这显然是不对的。任何事都得有个度，一般来说，泡半个钟头最为合适。同时，要注意水温，水温太高肯定会烫伤皮肤，水温偏低则效果不佳，所以水温最好保持在40℃左右。

现在市面上流传着一些泡脚治百病的"秘方"，各式各样的都有，人们在选花眼的同时还不知道自己上当受骗了。笔者想问下，中药泡脚真的有效吗？如果有效，它的药物是如何起作用的？这都是群众应知的权利。笔者想提醒大家的是，"中药泡脚基本无效"。首先，药材用温水泡一泡药物的有效成分就能出来，就能作用人体起作用吗？如果真是这样，那些看中医大夫何必就煎中药一事再三交代"尽量多熬一会儿"这样的"废话"呢？其实，药物成分不会轻易地经过泡就会出来的。比如，人们常用的保健药物三七粉，把它入锅加水煎煮，直至锅底熬穿，它的药物成分也不会溶入，所以"中药泡脚有效"一说根本就"不攻自破"。另外，人体脚部皮肤很厚，特别是脚底。有时候脚底划破一条口子都没有血液流出，说明该处的血管分布并不多，而药效要起作用，血液循环是关键，如果真有药物成分溶入水中，那吸收也是一个难事，更不必说起什么作用了。而且人体的皮肤是一层防御机制，是阻碍外界异物进入的屏障，如果这个外界成分真能轻易地进出人体，那皮肤的保护作用在哪儿呢？防御机制在哪儿呢？如果此时你说皮肤是"形同虚设"也是可以的。所以大家不要自欺欺人，不要认为药物泡脚有药效，其实，可能还不如"原生态"泡脚（在此指一般的温水泡脚）有效，所以将药材放入浴盆那就等于是浪费。

三、腰部补肾

《素问·脉要精微论》记载："腰者，肾之府，转摇不能，肾将惫矣。"提出了腰部与肾的关系。中医认为，腰部气血充足，运行良好，能补肾益气，所以强腰能强肾。同样道理，腰部受累，气血不运，就会影响肾气的充健。所以健腰对补肾有益。

知道了健腰有益，那如何运动就是关键。如果运动不当，或本身先天禀赋不足，就容易造成扭伤、牵拉伤，严重的还会出现腰椎间盘突出。强调运动没错，但是运动过度就有害无益了。其实腰部锻炼无非就是"扭扭转转"，打打太极什么的，不要一说到腰部能补肾就把它想象得很神秘、很复杂，其实就是这样简单。有些动作只需耽误空闲的几分钟，就能完成。具体的腰部运动方法有以下几种：

1.前屈后伸

身体直立、放松，一脚分开与肩同宽，双手叉腰，然后腰部做充分的前屈和后伸动作，要缓缓运动，前屈和后伸各10次。注意无论做哪个动作，脚跟和脚尖都不要离地。标准为肩部和脚跟始终保持在一条直线上，只有腰部运动。

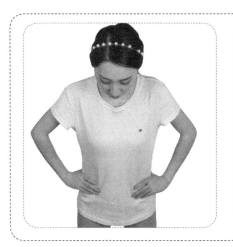 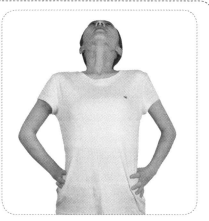

2.转胯运动

身体直立、放松，两脚分开与肩同宽或稍比肩宽，双手叉腰，呼吸均匀、平和。以腰为中轴，先按顺时针方向做旋转运动，然后再按逆时针方向做同样的运动，如此反复各运动20次。速度均匀，幅度可由小到大。注意上身始终保持直立，肩部不要跟着腰部运动。

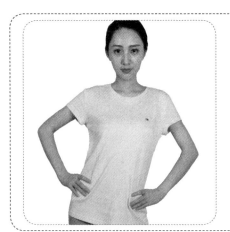 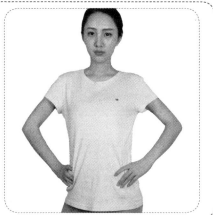

3.扭胯运动

身体直立、放松，两脚分开与肩同宽或略比肩宽，双手叉腰，呼吸均匀、平和。以腰部中心为中点，扭"8字形"，正反各运动20次。在做的过程中上身要保持直立，刚开始时可能运动很僵硬，腰动肩也跟着动，熟练后就会"分离"。

4.腰躯转动

身体放松，呼吸平和，两脚分开与肩同宽或略宽于肩，双手呈"环抱式"，右手搭在左肩上，左手放于腰部右侧，然后身体向左后方旋转，只到最大限度，坚持20秒后慢慢还原。然后再换边以同样的方式运动，连续做10次。

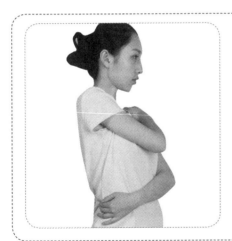 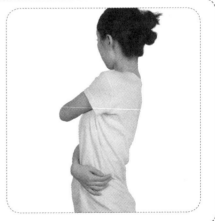

5.后仰攀足

身体自然站立、放松，两手指交叉，两臂上举，身体后仰，尽量达到最大程度，坚持10秒还原，然后身体前屈，两腿绷直，两臂下移，尽量让手触及脚部，坚持10秒，然后慢慢恢复自然站立的姿势，如此连续做15次。

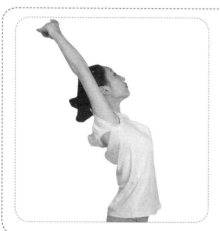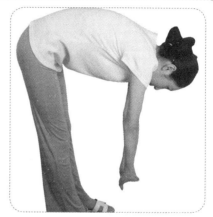

6.拱桥式

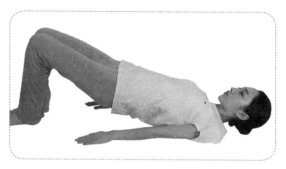

身体仰卧，双手自然放于两侧，双腿屈膝，然后用腰部力量将臀部抬起，离开床面，手臂不要用力支撑，身体如拱桥状，坚持30秒（如果腰部力量不够，可以坚持10～15秒，而后慢慢延长），然后放下，每次锻炼10次。

注意： 做该项运动时最好在硬板床上进行，初次锻炼者不要要求次数和停留时间，以腰部耐受为度。腰部有损伤者次数可以由少变多，时间也可以相应地延长。

7.飞燕式

身体俯卧于床上，呼吸平和，头及两上肢、下肢同时向上翘起，离开床面，如燕飞状，抬升越高越好，到达最大限度后停留10秒，如此一上一下运动，连续做20次。

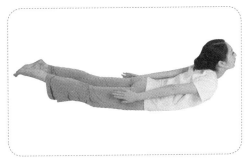

8.单膝跪立式

身体俯卧，双膝跪立，双手支撑床面，然后一侧下肢抬离床面水平伸直，对侧的上肢水平伸直，抬起的手和腿尽量向外伸展，直到最大限度，停留30秒左右，再换另一侧按同样的方式进行。

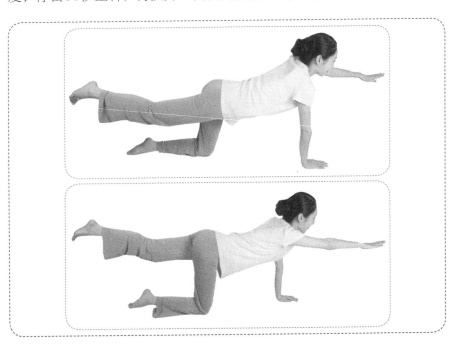

四、八段锦

八段锦，是中国一种传统的保健功法。其功法形成于12世纪，后在历代流传中形成了许多练法和风格各具特色的流派。它的动作简单易于效仿，功效显著，是广大人民群众喜闻乐见的体育锻炼项目，对于增强体质、益寿延年起着重要的作用。

八段锦之名始见于北宋。据宋代洪迈《夷坚志》记载，"政和七年，李似矩为起居郎……似矩素于声色简薄，多独止于外舍，仿方士熊经鸟伸之术，得之甚喜……尝以半夜时起坐，嘘吸按摩，行所谓八段锦者。"该段所述即为八段锦坐功。所以八段锦在北宋时期即已流传。八段锦在流传过程中逐渐分出坐功和站功。站功从清朝开始又分为南北两派，北派据传为岳飞所创（该说法有待考证），该功法主要以刚为主。南派为附会梁世昌所创，主要以柔为主。但无论是南派、北派，都同出一源，在流传中相互渗透，逐渐趋向一致。

八段锦之初为文体叙述，有南宋曾慥《道枢·众妙篇》载，"仰掌上举，以治三焦者也；左肝右肺，如射雕焉；东西独托，所以安其脾胃矣；反复而顾所以理其伤劳矣；大小周天，所以通其五藏矣；咽津补气，左右挑其手；摆鳝之尾，所以祛心之疾矣；左右手以攀其足，所以治其腰矣。"这一时期的八段锦没有定名，其文字也没有歌诀化，称其为《长生安乐法》（宋·洪迈《夷坚志》）。之后为了记忆而逐渐发展成为歌诀，如《吕真人安乐法》（宋·陈元靓《事林广记·修真秘旨》）载："昂首仰托顺三焦，左肝右肺如射雕；东脾单托兼西胃，五劳回顾七伤调；鳝鱼摆尾通心气，两手搬脚定于腰；大小朝天安五脏，嗽津咽纳指双挑。"随后亦有称其为《许真君导引诀》（约金时托名晋·许旌阳真君述《灵剑子导引子午记》）、《吕真人安乐歌》（明·龚居中《万寿丹书》）、《吕祖安乐歌》（清·冯曦《颐养诠要》）等等。历代都有所改进，其站功也得到了很大的发展，直至清代道光年间，才成形为现在的八段锦站功歌诀："两手托天理三焦，左右开弓似射雕；调理脾胃须单举，五劳七伤往后瞧；摇头摆尾去心火，背后七颠百病消；攒拳怒目增气力，两手攀足固肾腰。"而且还绘有图像，形成了一套较为完整的动作套路。

八段锦究其为何人何时所创，至今尚无定论。但根据长沙马王堆出土的《导引图》可以看到，至少有4幅图是与八段锦图势中的"调理脾胃须单举""两手攀足固肾腰""左右开弓似射雕""背后七颠百病消"相似。另外，在南北朝时期的陶弘景所辑录的《养性延命录》中也有类似图片和文字的记载，故此说明八段锦的真正来由与此有一定的关系。而其名字来由一说也有不同的解释。有人认为，由于该动作舒展优美，如锦缎般优美、柔顺，故取之动作为"锦"。另外，"锦"字一说，因其左边为"金"右边为"帛"，表示其精美华贵、与众不同，故名取"锦"。而又因该功法共为八段，每段承载着不同的动作，故名为"八段锦"。

新中国成立后，于20世纪50年代后期，人民体育出版社先后出版了唐豪、马凤阁等人编著的《八段锦》。由于习练八段锦的群众逐渐增多，到了1982年6月28日，卫生部、教育部和当时的国家体育委员会发出通知，把八段锦等中国传统健身法作为在医学类大专科院校中推广的"保健体育课"的内容之一。2003年中国国家体育总局把重新编排后的八段锦等健身法作为"健身气功"的内容向全国推广。

1.八段锦坐功

坐式八段锦的动作有八个和十二个之说，但大体上表达的动作都是一样，只是"十二动作"之说更为明确，将其细分了。下面给大家介绍一下传统的坐式八段锦的功法：

闭目冥心坐，握固静思神

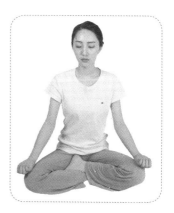

身体端坐或单盘坐式，两手轻握置于小腹前的大腿根部，全身放松，意守丹田，眼睛微闭，下视或视前方，逐步改用腹式深呼吸，松静自然坐3~5分钟。

叩齿三十六，两手抱昆仑

身体姿势不变，叩齿36次，舌舐上腭或搅动，待唾液充满口内，分3次咽下，然后两手十指交叉，掌心向下，双臂上升，经头顶下落到枕骨处，两掌心紧贴后脑向前用力按压头和颈，随后头颈用力后仰，如此反复做20次。注意手掌按压头颈时呼气，头颈后仰时吸气，动作要慢，伴有颈椎病或肩周炎者更要慢。

叩齿能改善牙周的血液循环，能坚固牙齿，健脾益精，促进消化腺体的分泌，增进食欲，改善消化机能，并具有抗衰老的作用。两手抱昆仑能锻炼颈部肌肉，保护颈椎，改善头部血液循环，防治颈椎病、头痛、头晕等病症。

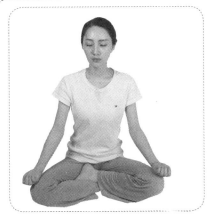

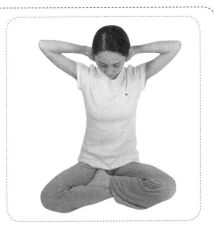

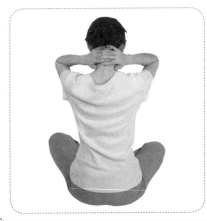

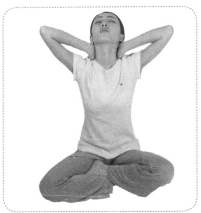

左右鸣天鼓，二十四度闻

原式不变，两手心压住两耳，五指松开，食指压在中指上，食指用力一弹，叩击在枕骨下玉枕穴处，两耳有"咚咚之声"，共叩24次。

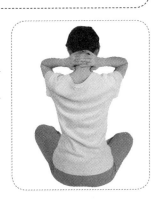

微摆撼天柱，赤龙搅水津

双手经胸前下放至小腹前大腿根处，手指交叉，手心向上，低头，扭颈，向左右转朝后看，肩亦随头部左右摇摆，各24次。然后再闭口搅动舌头，鼓漱36次，生成的津液分3次咽下送丹田。

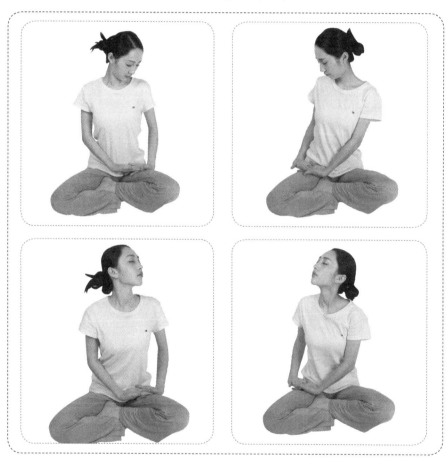

背后摩精门，想火烧脐轮

双手搓热、双掌快速移向后面按住后腰的两肾腧穴所处部位，用力摩按36次，使腰部发热，再运胸腰部之火，下至丹田，使丹田发热。

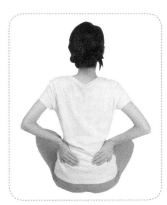

左右辘轳转，双足可舒伸

两手自腰部移至胸前，臂肘屈曲成90°，五指自然弯曲半握拳。两腿平伸坐，膝不弯，上身左右转圈，先左转36次，再右转36次，上身随摇转前俯后仰，前后幅度不宜过大。

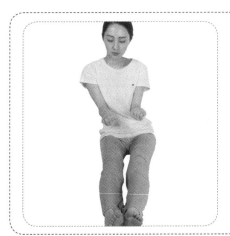 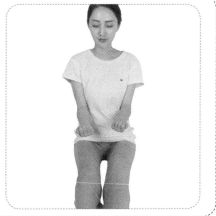

叉手双虚托，低头攀足频

两手指交叉，翻掌举头过顶，掌心朝天，提肛提腰用力上托9次。稍停片刻，双手分开弯腰，身前屈攀住脚趾（膝不弯曲，腿部为伸直状态），手掌用力使脚掌背屈，脚用力趾屈，总之手和脚的作用力相反，共做12次。再收足端坐或盘坐。

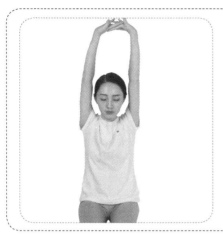 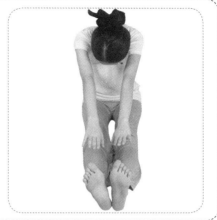

神水九吞咽，发火遍烧身

再次搅舌，咽津，用意念使脐下丹田发热，传遍全身，身体轻微摆动转动，对丹田热不可刻意追求。

注意事项

①整个动作都是在盘坐或卧的基础上完成。

②坐式八段锦，包括静坐、咽津、按摩等许多功法，对癌症患者或处于癌症康复期的患者来说，要因人制宜，不一定全套锻炼，可先选择适宜的一两项或几项做起来，运动量以不感到疲乏为度。

③坐式八段锦中所讲的丹田，是指下丹田，在脐下3寸关元穴处。对丹田意守，就是把注意力集中到脐下这个部位来，这样可以人静，更有助于腹式呼吸。对丹田热不可刻意追求，讲的是这个部位有感觉就守，没感觉就不要空守。注意力过分集中，大脑也会因紧张产生疲劳，要"似守非守"，可守可不守。

2.八段锦站功

站式八段锦俗称"武八段"，是目前群众锻炼健身常用的一套功法，其具体做法如下：

双手托天理三焦

身体自然站立，全身放松，含胸（与挺胸相对，具体动作为两肩稍向前）收腹，两脚平开与肩同宽。正头平视，口齿轻闭，宁神调息，气沉丹田，两手掌心向上，手指自然分开，指尖相对，从胸腹前如"托天"状慢慢向上托起。双手自体侧缓缓举至头顶，然后翻掌心向上，用力向上托举，足跟亦随双手的托举而起落。托举6次后，双手转掌心朝下，沿体前缓缓按至小腹，还原。

左右开弓似射雕

身体自然站立，左脚向左侧横开一步，身体下蹲成马步，马步站立做到"三平"（即小腿与地面垂直，大腿与小腿连成直角，身背又与大腿垂直）。双手虚握于两髋外侧，随后自胸前向上划弧提于与乳平高处。左手虎口张开，食指上指，其他四指如握弓背状，向左侧伸出；右手如拉弓弦，向右拉至与右乳平高，与乳距约两拳许；转头向左，视线通过左手食指凝视远方，意如弓剑在手，待机而发。稍作停顿后，随即将身体上起，顺势将两手向下划弧收回胸前，并同时收回左腿，还原成自然站立。此为左式，右式反之。左右调换练习数次。

　　注意：年老与体虚的人，可根据自己的身体条件，适当站立即可，不可强求。

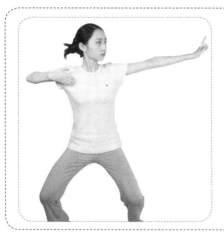 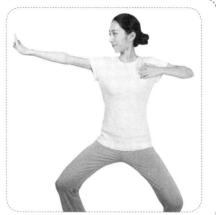

调理脾胃须单举

　　全身放松，自然站立，两脚分开与肩同宽。两手手指自然分开，相向，从腹前开始，左手掌心向上，向上慢慢托举；右手掌心向下，向下慢慢按压。左手托到头一侧时，掌心自然向外翻转，逐渐上举如"托天"状，手臂一直伸到不能再伸，右手也下压，中指尖自然指向前方，压到不能再压，举按数

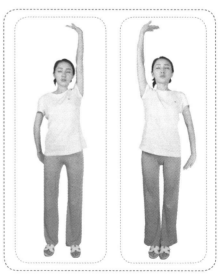

次后，手沿体前缓缓下落，还原至体侧。右手举按动作同左手，唯方向相反。

五劳七伤向后瞧

自然站立，两脚与肩同宽，双手自然下垂，宁神调息，气沉丹田。头部微微向左转动，两眼目视左后方，稍停顿后，缓缓转正，再缓缓转向右侧，目视右后方稍停顿，转正。如此反复数次。

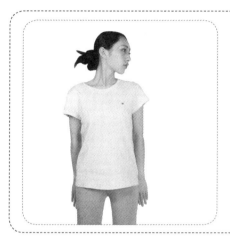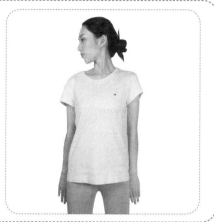

摇头摆尾去心火

两足横开，双膝下蹲，成"骑马步"。上体正下，稍向前探，两目平视，双手按在膝盖上，双肘外撑。以腰为轴，头脊要正，将躯干划弧摇转至左前方，左臂弯曲，右臂绷直，肘臂外撑，头与左膝呈一垂线，臀部向右下方撑劲，目视右足尖；稍停顿后，随即向相反方向，划弧摇至右前方。反复数次。

注意：要领会"摇头摆尾去心火"这几个字的真正含义。民间有些人在传授教人做这一节时，自己示范得很规范，但是教授别人就是摇摇头，摆摆屁股就完了，认为教会大家到"心领神会"的地步，是既伤神，又费力，与其简单罢了。这不能达到真正"去心火"的目的。要反

复练习，全神贯注。收功后，全身松一口气，休息片刻，再进行下一个
动作。

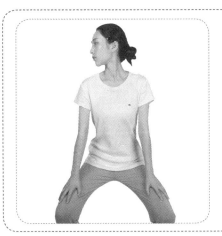 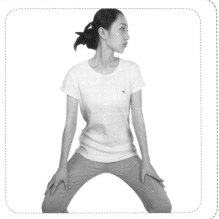

两手攀足固肾腰

　　松静站立，两足平开，与肩同宽。两臂
平举自体侧缓缓抬起至头顶上方转掌心朝
上，向上作托举劲。稍停顿，两腿绷直，以
腰为轴，身体前俯、弯腰（腿始终保持直立
状态），双手顺势攀足，稍作停顿，将身体
缓缓直起，双手起于头顶之上，两臂伸直，
掌心向前，再自身体两侧缓缓下落于体侧。

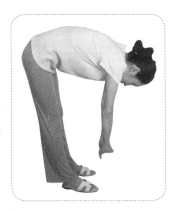

攒拳怒目增气力

　　含胸拔背，马步站立，上身、大腿、小腿做到"三平"；两手握实
拳，并以内劲紧贴腰间，拳心向上；两目怒视前方；左拳向前方击出，

顺势头稍向左转，两眼通过左拳凝视远方，右拳同时后拉。随后，收回左拳，击出右拳，要领同出左拳一样，反复数次。

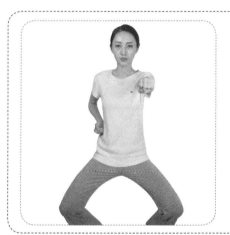
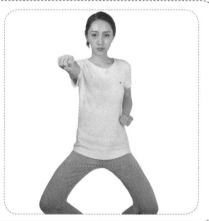

背后七颠百病消

两足并拢，两腿直立、身体放松，两手臂自然下垂，双手手指并拢。身体缓缓向上引，脚跟自然离地，身体不能再往上升时，用两脚尖支撑全身站立，直到不能支持时，脚跟缓缓下落，随即呼气，如此重复数次。

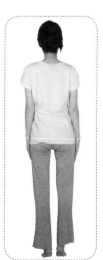

注意事项

①本套功法在练习时要注意运动量，一般一次练习以40分钟为宜。

②练习时一般采用逆腹式呼吸，同时配合提肛呼吸。具体是吸气时提肛、收腹、膈肌上升；呼气时膈肌下降、松腹、松肛。呼吸吐纳要与动作导引相互配合，效果才会显现。呼吸的规律为起吸落呼、开吸合呼、蓄吸发呼。

3.标准八段锦

预备势

动作一：两脚并步站立；两臂自然垂于体侧；身体正中，目视前方。

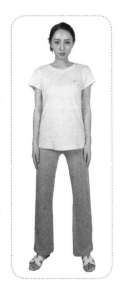

动作二：随着松腰沉髋，身体重心移至右腿；左脚向左侧开步，脚尖朝前，约与肩同宽；目视前方。

动作三：两臂外旋，两掌分别向两侧摆起，约与髋同高，掌心向后；目视前方。

动作四：上动不停。两腿膝关节稍屈；同时两臂外旋，向前合抱于腹前呈圆弧形，与脐同高，掌心向内，两掌指间距约10厘米；目视前方。

功理与作用：宁静心神，调整呼吸，内安五脏，端正身形，从精神与肢体上作好练功前准备。

两手托天理三焦

动作一：接上式。两臂外旋微下落，两掌五指分开在腹前交叉，掌心向上目视前方。

动作二：上动不停。两腿徐缓挺膝伸直；同时，两掌上托至胸前，随之两臂内旋向上托起，掌心向上；抬头，目视两掌。

动作三：上动不停。两臂继续上托，肘关节伸直；同时，下颔内收，动作略停；目视前方。

动作四：身体重心缓缓下降；两腿膝关节微屈；同时，十指慢慢分开，两臂分别向身体两侧下落，两掌捧于腹前，掌心向上；目视前方。

本式托举、下落为1遍，共做6遍。

功理与作用：①通过两手交叉上托，缓慢用力，保持抻拉，可使"三焦"通畅、气血调和。

②通过拉长躯干与上肢各关节周围的肌肉、韧带及关节软组织，对防治肩部疾患、预防颈椎病等具有良好的作用。

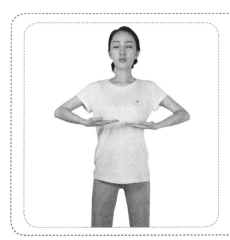
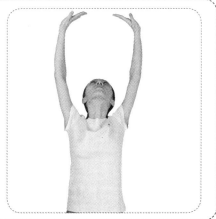

左右开弓似射雕

动作一：接上式。身体重心右移；左脚向左侧开步站立，两腿膝关节自然伸直；同时，两掌向上交叉于胸前，左掌在外，两掌心向内；目视前方。

动作二：上动不停。两腿徐缓屈膝半蹲成马步；同时，右掌屈指成"爪"，向右拉至肩前；左掌成八字掌，左臂内旋，向左侧推出，与肩同高，坐腕，掌心向左，犹如拉弓射箭之势；动作略停；目视左掌方向。

动作三：身体重心右移；同时，右手五指伸开成掌，向上、向右划弧，与肩同高，指尖朝上，掌心斜向前；左手指伸开成掌，掌心斜向后；目视右掌。

动作四：上动不停。重心继续右移；左脚回收成并步站立；同时，两掌分别由两侧下落，捧于腹前，指尖相对，掌心向上；目视前方。

动作五至动作八：同动作一至动作四，唯左右相反。

本式一左一右为1遍，共做3遍。第3遍的最后一动时，身体重心继续左移；右脚回收成开步站立，与肩同宽，膝关节微屈；同时，两掌分别由两侧下落，捧于腹前，指尖相对，掌心向上；目视前方。

功理与作用：①展肩扩胸，可刺激督脉和背部腧穴；同时刺激手三阴三阳经等，可调节手太阴肺经等经脉之气。②可有效发展下肢肌肉力量，提高平衡和协调能力；同时，增加前臂和手部肌肉力量，提高手腕关节及指关节的灵活性。③有利于矫正不良姿势，如驼背及肩内收，很好地预防肩、颈疾病等。

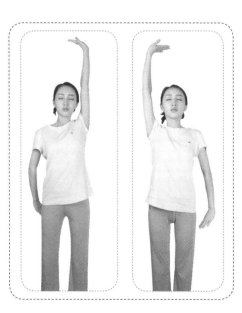

调理脾胃须单举

动作一：接上式。两腿徐缓挺膝伸直；同时，左掌上托，左臂外旋上穿经面前，随之臂内旋上举至头左上方，肘关节微屈，力达掌根，掌心向上，掌指向右；同时，右掌微上托，随之臂内旋下按至右髋旁，肘关节微屈，力达掌根，掌心向下，掌指向前，动作略停；目视前方。

动作二：松腰沉髋，身体重心缓缓下降；两腿膝关节微屈；同时，左臂屈肘外旋，左掌经面前下落于腹前，掌心向上；右臂外旋，右掌向上捧于腹前，两掌指尖相对，相距约10厘米，掌心向上；目视前方。

动作三、四：同动作一、二，唯左右相反。

本式一左一右为1遍，共做3遍。第3遍最后一动时，两腿膝关节微屈；同时，右臂屈肘，右掌下按于右髋旁，掌心向下，掌指向前；目视前方。

功理与作用：①通过左右上肢一松一紧地上下对拉（静力牵张），可以牵拉腹腔，对脾胃中焦肝胆起到按摩作用；同时可以刺激位于腹、胸胁部的相关经络以及背部腧穴等，达到调理脾胃（肝胆）和脏腑经络的作用。②可使脊柱内各椎骨间的小关节及小肌肉得到锻炼，从而增强脊柱的灵活性与稳定性，有利于预防和治疗肩、颈疾病等。

五劳七伤往后瞧

动作一：接上式。两腿徐缓挺膝伸直；同时，两臂伸直，掌心向后，指尖向下，目视前方。然后上动不停。两臂充分外旋，掌心向外；头向左后转，动作略停；目视左斜后方。

动作二：松腰沉髋，身体重心缓缓下降；两腿膝关节微屈；同时，两臂内旋按于髋旁，掌心向下，指尖向前；目视前方。

动作三：同动作一，唯左右相反。

动作四：同动作二。

本式一左一右为1遍，共做3遍。第3遍最后一动时，两腿膝关节微屈；同时，两掌捧于腹前，指尖相对，掌心向上；目视前方。

功理与作用：①"五劳"指心、肝、脾、肺、肾五脏劳损；"七伤"指喜、怒、悲、忧、恐、惊、思七情伤害。本式动作通过上肢伸直外旋扭转的静力牵张作用，可以扩张牵拉胸腔、腹腔内的脏腑。②本式动作中往后瞧的转头动作，可刺激颈部大椎穴，达到防治"五劳七伤"的目的。③可增加颈部及肩关节周围参与运动肌群的收缩力，增加颈部运动幅度，活动眼肌，预防眼肌疲劳以及肩、颈与背部等疾患。同时，改善颈部及脑部血液循环，有助于解除中枢神经系统疲劳。

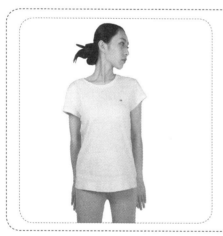
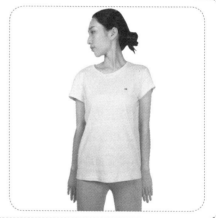

摇头摆尾去心火

动作一：接上式。身体重心左移；右脚向右开步站立，两腿膝关节自然伸直；同时，两掌上托与胸同高时，两臂内旋，两掌继续上托至头上方，肘关节微屈，掌心向上，指尖相对；目视前方。

动作二：上动不停。两腿徐缓屈膝半蹲成马步；同时，两臂向两侧下落，两掌扶于膝关节上方，肘关节微屈，小指侧向前；目视前方。

动作三：身体重心向上稍升起，而后右移；上体先向右倾，随之俯身；目视右脚。

动作四：上动不停。身体重心左移；同时，上体由右向前、向左旋转；目视右脚。

动作五：身体重心右移，成马步；同时，头向后摇，上体立起，随之下颏微收；目视前方。

动作六至动作八：同动作三至动作五，唯左右相反。

本式一左一右为1遍，共做3遍。做完3遍后，身体重心左移，右脚回收成开步站立，与肩同宽；同时，两掌向外经两侧上举，掌心相对；目视前方。随后松腰沉髋，身体重心缓缓下降。两腿膝关节微屈；同时屈肘，两掌经面前下按至腹前，掌心向下，指尖相对；目视前方。

功理与作用：①心火，即心热火旺的病症，属阳热内盛的病机。通过两腿下蹲，摆动尾闾，摇头，有助于祛除心火。②在摇头摆尾过程中，既增加了颈、腰、髋的关节灵活性，也增强了这些部位的肌力。

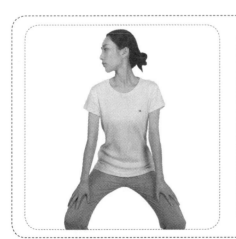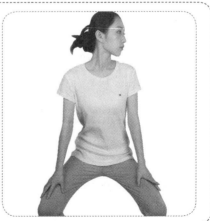

两手攀足固肾腰

动作一：接上式。两腿挺膝伸直站立；同时，两掌指尖向前，两臂向前、向上举起，肘关节伸直，掌心向前，目视前方。

动作二：两臂外旋至掌心相对，屈肘，两掌下按于胸前，掌心向下，指尖相对；目视前方。

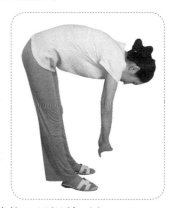

动作三：上动不停。两臂外旋，两掌心向上，随之两掌掌指顺腋下向后插；目视前方。

动作四：两掌心向内沿脊柱两侧向下摩运至臀部；随之上体前俯，两掌继续沿腿后向下摩运，经脚两侧置于脚面；抬头，动作略停；目视前下方。

本式一上一下为1遍，共做6遍。做完6遍后，上体立起，同时，两臂向前、向上举起，肘关节伸直，掌心向前；目视前方。随后松腰沉髋，身体重心缓缓下降；两腿膝关节微屈；同时，两掌向前下按至腹前，掌心向下，指尖向前；目视前方。

功理与作用：①通过前屈后伸可刺激脊柱、督脉以及命门、阳关、委中等穴，有助于防治生殖泌尿系统方面的慢性病，达到固肾壮腰的作用。②通过脊柱大幅度前屈后伸，可有效发展躯干前、后伸屈脊柱肌群的力量与伸展性，同时对腰部的肾、肾上腺、输尿管等器官有良好的牵拉、按摩作用，可以改善其功能，刺激其活动。

攒拳怒目增气力

接上式。身体重心右移，左脚向左开步；两腿徐缓屈膝半蹲成马步；同时，两掌握固，抱于腰侧，拳眼朝上；目视前方。

动作一：左拳缓慢用力向前冲出，与肩同高，拳眼朝上；瞪目，视左拳冲出方向。

动作二：左臂内旋，左拳变掌，虎口朝下；目视左掌。左臂外旋，肘关节微屈；同时，左掌向左缠绕，变掌心向上后握固；目视左拳。

动作三：屈肘，回收左拳至腰侧，拳眼朝上；目视前方。

动作四至六：同动作一至三，唯左右相反。

本式一左一右为1遍，共做3遍。做完3遍后，身体重心右移，左脚回收成并步站立；同时，两拳变掌，自然垂于体侧；目视前方。

功理与作用：①中医认为，"肝主筋，开窍于目"。本式中的"怒目瞪眼"可刺激肝经，使肝血充盈，肝气疏泄，有强健筋骨的作用。②两腿下蹲十趾抓地、双手攒拳、旋腕、手指逐节强力抓握等动作，可刺激手、足三阴三阳十二经脉的腧穴和督脉等；同时，使全身肌肉、筋脉受到静力牵张刺激，长期锻炼可使全身筋肉结实，气力增加。

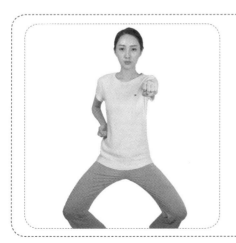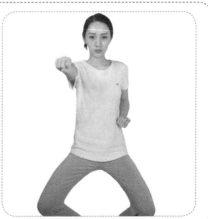

背后七颠百病消

动作一：接上式。两脚跟提起；头上顶，动作略停；目视前方。

动作二：两脚跟下落，轻震地面；目视前方。

本式一起一落为1遍，共做7遍。

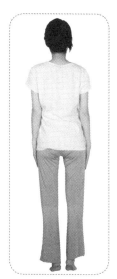

功理与作用：①脚趾为三阴、足三阳经交会之处，脚十趾抓地，可刺激足部有关经脉，调节相应脏腑的功能；同时，颠足可刺激脊柱与督脉，使全身脏腑经络气血通畅，阴阳平衡。②颠足而立可发展小腿后部肌群力量，拉长足底肌肉、韧带，提高人体的平衡能力。③落地震动可轻度刺激下肢及脊柱各关节内外结构，并使全身肌肉得到放松复位，有助于解除肌肉紧张。

收势

动作一：接上式。两臂内旋，向两侧摆起，与髋同高，掌心向后；目视前方。

动作二：两臂屈肘，两掌相叠置于丹田处（男性左手在内，女性右手在内）；目视前方。

动作三：两臂自然下落，两掌轻贴于腿外侧；目视前方。

功理与作用：气息归元，放松肢体肌肉，愉悦心情，进一步巩固练功效果，逐渐恢复到练功前安静时的状态。

五、补肾还可这样做

手背放于腰部，做踮脚运动

腰部对肾脏而言，是个神奇的地方，是连接上身和下身的"媒介"。除此外，该处还有很多穴位，如沿着脊柱的有膀胱经穴位，而膀胱经与肾经相表里，所以刺激腰部，可调节肾脏功能。人们整天忙忙碌碌地生活，出现腰酸背痛那是"家常便饭"，更有人整天没精打采，一副病恹恹、没有"干劲"的样子。而动动手掌、搓搓腰就能轻松应对这些不适。

有人见笔者一边在医院上班，一边代教，而且又是做学术，就问："您这么多事，不累吗？为什么精气神反而还这么好？"我只是笑笑，并说了句："其实你也可以这样。"这个方法很简单，只需要将手放于腰部固定不动，随着身体的运动刺激此处便可，长期坚持效果会更佳。这个方法的原理笔者称之为"引火归元"，因为手心有劳宫穴，为心经属火，手掌贴于腰部能温肾，故而称之。

有一次学校的负责人请笔者去给中医专业的学生们讲课，谈论我的养生之道。笔者其实哪有什么外面传的养生秘方，不怕你们笑话，笔者养生的方法就是些"不起眼的小招数"。我养生的重点就是养肾，因为肾为先天之本，藏脏腑之精气，精气充足，人便可安。

"精气"从广义上说是构成宇宙的本原，从狭义上说是构成人体、维持生命的本原。它的重要性是不能小觑的，如《素问·生气通天论》曰："阴平阳秘，精神乃治，阴阳离绝，精气乃绝。"东汉王充在《论衡·论死》中也说："人之所以生者，精气也。"等等，都是有关"精气"重要性的记载。所以补充精气就是补肾及健康提神的根本。

说了这些，有些学生觉得神乎其神了。有学生就问："那到底应该怎么做才能补充这个精气呢？"笔者同样把上面的简单方法给学生们说了一遍，学生惊呼，甚至有些唏嘘的声音。为了"安抚大家的情绪"，笔者就在课下扫视了一遍，找了一个没精打采、哈欠连连的小伙儿。笔者就叫他这样：双手自然撑开，贴在腰部位置，然后利用膝关节的上下抖动（就是做踮脚的动作，脚跟上下运动始终不要触地，由脚尖发力），双拳不动，借着身体的上下运动摩擦该处。而且叫他踮脚的速度要均匀，不要太快也不要太慢，不一会儿后笔者问他："手贴着的地方是不是感觉内部有些发热？"他说："是。"过了一会儿笔者再问他："现在感觉怎样？"他说："我现在很好，很精神，比上来时好多了。"我笑了笑，说道："这就对了。"

所以说补肾不是硬要抱着"补药的大罐子"，说得不好听点，可能越补问题还越多，选对方法是关键。

强肾健身操

现在人们练的操各式各样的都有，什么广场舞、太极拳等，不知道这些操的作用的人们觉得这有意思也就跟着学了，知道其意义的呢，那是对它赞不绝口。所以现在的健身操多是迎合大众的兴趣，也还附带一些强身的功能。下面笔者给大家介绍两种强肾的健身操：

方法一

①身体端坐，两腿自然分开，与肩同宽，双手屈肘侧举，手掌向上，指尖朝内，与两耳齐平。然后，双手上举，以两肋部感觉有所牵动为度，随后复原。连续做3～5次。注意做此动作前，全身要放松，双手上举时吸气，复原时呼气，且力不宜过大、过猛。

②同样坐位，左臂屈肘放腿上，右臂屈肘，手掌向上，做抛物动作3～5次，做完后再换另一边，以同样的方式操作。注意在做抛物动作时，手向上空抛，动作可稍快，手向上抛时吸气，复原时呼气。

③身体端坐，两腿自然下垂，先缓缓地左右转动身体3～5次。然后，两脚向前摆动10余次，略带踢的动作。注意做动作时全身要放松，转动身体时，躯干要保持直立，不宜俯仰。

方法二

①两手扶持物体（如床沿、椅子、架子等），以双脚前脚掌为支撑点，做下蹲起立，每下蹲和起立为一个动作，连续做20次。

②仰卧于床上，全身使劲用力，使上下肢的肌肉感到酸重，一般用力15秒为一次，每次做20次。

③做完以上2个动作后，仰卧床上，双手叠加揉压下腹部，从肚脐运动到耻骨联合部为止，按顺时针做圆周揉压，20次为一遍。

回春益肾术

其具体操作方法有三步：

①腹式呼吸：两手叠加放置肚脐上，姿势可站可坐，慢慢地吸气，直到腹部向里收缩至不能收缩为止，然后在刹那间将它大口吐出。

②吸缩呼胀：取立或坐姿，开始时将肺中污浊空气排出，然后全身放松，再努力吸气，将腹部用力往里收缩至最大程度为止，接着把肩部放松，使腹部胀起来，慢慢将空气吐出。注意吸气时舌尖顶于上齿后面，完全用鼻子吸气，吐气时舌头附于下颌由口中吐出。

③缩肛：头部与脚跟成一直线，脚后跟并拢，双手伸直，手心向外，两肩向后缩，使背部形成皱纹，然后急速并用力收缩肛门，并保持收缩状态10秒。

道家心法补肾

①身体直立，两脚分开与肩同宽，双臂上举伸直，在脑后交叉，同时小腹略向前倾，双手尽量向上伸直后压，将所有力量、意念集中在腰椎。

②然后力量从腰椎发出，接着两臂以最大弧度从脑后向身体两侧下压，同时下蹲，两手最后在两膝间交叉，此时意念集中于前脚掌5秒钟，脚后跟不要离地。在两臂向两侧下压时，胳膊不用力，完全由腰部发力。

③前脚掌先用力，作为起身的作用力，紧接着将所有力量、意念，再次集中在腰椎，站立过程中头和脚朝后，小腹向前，身体呈弓形。

注意：在做以上动作时，身体下蹲的整个过程为呼气，身体向上站起的整个过程为吸气。在呼吸转接时，略屏息两秒钟。

夹脊功

该功法是一个简单的运动，可以不限时限地而做。大体上和跑步时上肢运动的姿势差不多，其具体做法如下：

身体端坐或站立，全身放松，两臂自然下垂，两手握空拳，然后肘关节弯曲呈90°，两上肢前后摆动各20次，肘关节保持90°姿势不变。注意两臂是左右交替进行，而不是同时进行；前后摆动时，特别是向后运动的幅度要大。

叩齿养肾

齿为骨之余，而中医认为肾主骨，所以可以看出肾功能与牙齿有着密切的关系。以前可能会带着疑问，为什么人到了老年，牙齿会跟着松软脱落？明白了这点你可能就醒悟了。所以，牙松齿落不单单是口腔的问题，可能是你肾虚的一面，试试固齿补肾。下面笔者给大家说说如何叩齿才能达到养肾的目的。

思想集中，眼睛平视前方或微闭，上下牙齿相对，相互叩击36次，力量可由小到大，发出声响。值得注意的是，可以在肾经活跃的时候叩击牙齿，效果更佳，主要是在下午的5点至7点。

"赤龙搅海"养肾

赤龙搅海也叫搅舌吞津，"津"就是人体唾液。古人十分重视唾液养生。自古以来，养生专家即视口水津液为健康的重要源泉，因此将口水神化异化，赋予它以"金津玉液"、"琼浆玉泉"等甘霖美名。中医认为，唾液能"润五官、悦肌肤、固牙齿、强筋骨、通气血、益寿"。春秋时期的老子就认为，灵丹妙药虽好，但也不如自己的津液重要。另有古代养生学家陶弘景也说："食玉泉者，能使人延年，除百病。"如此说明了津液的重要性，所以要好好护住自己的津液。

《本草纲目》记载："人有病，则心肾不交，肾水不上，故津液干

5

而真气耗也。"并指出："津液乃人之精气所化。"其与肾脏的关系也不言而喻。那么如何才能做到补肾呢？具体方法如下：

①早上晨起端坐床上，或闲时端坐（不受时间和地点的限制），身体自然放松，心无杂念，闭目，合口。

②用舌先从左上牙的内侧转至右侧，然后，舌再从右上牙床外侧转向左侧；再从左下牙内侧转向右侧，又从右下牙外侧转向左。总之就是先左后右，先内后外，先上后下，如此反复各做9次。

③用口中唾液鼓腮漱口9次。津液渐多，分作3次，缓缓咽下。

织布式补肾法

取坐位（最好是坐卧于床上），两腿伸直，足尖向上背屈至最大限度；手掌放于胸前，掌心向外，然后两手由曲变伸，向足尖方向推去，躯干向前倾斜以辅助之，手掌尽量靠近足尖，伸展至最大限度，然后掌心向内，慢慢收回，如此往返36次。注意在推的过程中同时伴以缓慢呼气，在收的过程中伴以吸气。

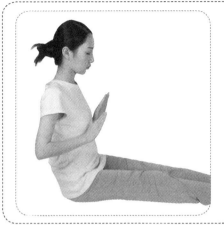
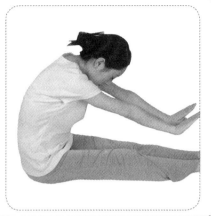

攀足固肾法

取仰卧位，两手自然放于身体两侧，手掌自然松开，然后两手沿着髋关节、腋前线向上拉，手心向上，举过头顶后两手十字交叉，接着两手向腿部方向移动，此时上身起身向前弯，使交叉的手指抱住双足，双上肢用劲使脚背屈，同时腿蹬直予以对抗，使手和脚的作用力相反，持续15秒后，放松仰卧，如此反复做10次。

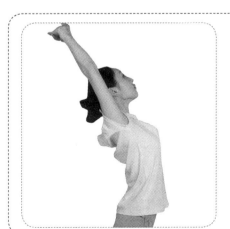
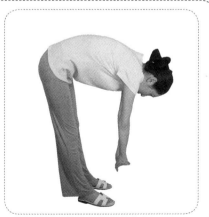

枕边三字诀

枕边三字诀是一套助睡眠的养生法。谈到这有人或许会问，帮助睡眠和我们说的补肾有关系吗？答案是肯定的。中医认为，心主神，肾藏精，心肾相交，卧寝安之。清代的《冯氏锦囊秘录》上写道："夫人之神，寤则栖心，寐则归肾，故寐者，心神归于肾舍也。心虚则不能藏纳心神于舍，则睡微而短……"如此，肾脏还是和睡眠有关系的。枕边三字诀主要包括：塑、锁、梳三字。其具体如下：

塑字诀：身体向右侧卧于床上，右腿自然伸直放松，左腿屈膝放于右腿上，右手手掌放于右耳旁，左手自然轻放于左胯上。整个过程要自然，不要刻意摆弄，否则反而觉得不舒服。

锁字诀：眼睛闭上，口闭合，舌尖轻抵上腭，即"闭口不言"。

梳字诀：此为核心，属于意念。梳即如梳头状，要求心无杂念，脑海中有一种自头部至足部如梳发般缓缓梳理而下的意识，犹如流水不滞、气雾下行。

摩腹法补肾

腹部为肝、脾、肾三脏所居之处，胃、肠、膀胱等腑所从属，为任脉所辖，冲脉所发，带脉所束，足三阴经及阳明经所统。是先天之本、后天之本的生化源地。故按摩腹部可促进肝、脾、肾功能旺盛，生机活泼，从而达到益精长寿目的。具体操作方法为：取坐位或仰卧位，以肚脐为中心，单手或双手交替循腹部做环形揉摩。以右手操作为例，即着掌于上腹部，经左少腹部至小腹下部，再上右少腹达上腹部，向下揉摩到中腹部，以掌心对准肚脐，为1次。左手则反其方向操作。双手各10余次即可。

第五章 ◎ ------------------------------

西医肾病患者
饮食调养方案

很多人对于西医肾病和中医肾虚两者搞不清，多数人有一个固有的观念，即肾方面有了问题那就是得了肾病，不管你是肾阴虚还是肾阳虚。这一认识不能说错，当然也不能说全对，在中医看来这是一个系统概念错误，统统称之为肾病那就是错。前面几章均是从中医的角度介绍了肾虚的一些观点和补救措施，而本章将从西医的角度认识肾病，并介绍一些预防措施和食疗方法。

一、急性肾炎患者的饮食调养方案

急性肾炎，又叫急性肾小球肾炎，是以急性肾炎综合征（起病急，血尿、蛋白尿伴水肿、高血压，并可伴有一过性氮质血症）为主要临床表现的一组疾病。本病可在各个年龄阶段发病，以儿童及青少年发病率为最高，尤以学龄儿童较为多见，且男性多于女性。

本病常因β-溶血性链球菌"致肾炎菌株"感染所致，常见于上呼吸道感染（多为扁桃体炎）、猩红热、皮肤感染（多为脓疱疮）等链球菌感染后。多在咽痛或上呼吸道感染后1～2周发病，多数患者可以自行痊愈，但是少数则会引起抗原抗体免疫反应而引起急性肾炎。感染的严重程度与急性肾炎的发生和病变轻重并不完全一致。

【饮食原则】

急性肾炎发病急，临床类型也较多，患者的饮食原则要根据其具体的肾功能状况而定，比如在发病前期，由于肾小球滤过功能降低，有水肿、蛋白尿的现象，所以应限制水的摄入和蛋白质的摄入；而恢复期时，患者的肾功能逐渐恢复，其需要补充营养以供机体所需，此时可以食用一些蛋白质、维生素等营养丰富的食物。在饮食上，急性肾炎患者具体的要遵循以下原则：

①急性肾炎发病的头几天要严格限制盐、钠和水的摄入量。患者一般有高血压及水肿的状况，所以要"控盐限水"，以免增加血容量给患者带来严重的损伤。

控制盐的摄入量。一般来说每日食盐量不超过3克，而凡是含盐丰富的食物，如咸菜、腌菜、泡菜、咸蛋、腌鱼、腌肉、海味、松花蛋等，均应限制或避免摄入。

限钠。限钠是指在除了菜品中添加一些含钠的调味品（如酱油）外，凡含钠丰富的食物也均应限制，如发酵粉、苏打饼干、或碱制的馒头、糕点、挂面等。蔬菜中含钠量超过100毫克/100克以上的，则应避免食用，如紫菜、羊栖菜、香菜、芥菜、八宝菜等。

控制水的摄入量。准确地说，每日的饮水量为当日的排尿量加上400～500毫升水量，多了则不要喝，避免加剧水肿、升高血压。

②要严格限制蛋白质的摄入量。在急性肾炎发病的头几天，要控制蛋白质的摄入，因为体内蛋白质代谢产生的氮含量较高，有氮质血症，所以要控制蛋白质饮食。但是，蛋白质是人体的重要组成部分，完全不摄入是行不通的，所以在限制量的摄入情况下可以食用一些优质的富含蛋白质的食物，如牛奶、鱼、鸡蛋、瘦肉等。在急性期时，蛋白质用量每日应控制在50克以内。待病情稳定或好转的情况下（一般来说2～3个月后），蛋白质饮食可以逐渐恢复正常。

③患了病，多数人提倡多吃新鲜水果和蔬菜，这没错，但是也得分具体患病的情况。一般来说，肾功能完好时有"保钠排钾及保水"的功能，而当肾脏出现炎症时，这可就不好说了。总体上来说，在尿少甚至无尿的情况下，血钾浓度会升高，所以应限制含钾丰富的食物的摄入量，而水果中钾的含量普遍较高，所以急性肾炎初发阶段应避免食用水果。另外，含钾丰富的蔬菜，如冬笋、韭菜、菠菜、苋菜、紫菜、榨菜等，均应限制食用。

④患者的肾功能出现问题，也会影响到消化系统功能。这与中医讲到的"五脏相互关联、相互影响"有关，有类似"牵一发而动全身"的影响。所以急性肾炎患者，不宜进食不易消化的食物，如油炸食品，高蛋白、高脂肪食物等，而宜进食易消化、无刺激、清淡的食品。

【参考食谱】

西红柿鸡蛋汤

材料：西红柿2个，鸡蛋1个，盐、生姜、葱花、香油各少许

做法：将西红柿洗净切成片，鸡蛋打散调匀；锅中加水，生姜洗净、切碎一同煮；水开后倒入西红柿片，水再沸后，转小火将鸡蛋倒入，加少许盐调匀，关火（关火前点入几滴香油），撒入葱花即成。

功效：本品含有优质蛋白质，能清热利尿。适合于肾炎尿少、水肿等症。

荠菜蛋汤

材料：鲜荠菜240克，鸡蛋1个，盐少许

做法：将荠菜清洗干净切好，鸡蛋打散调匀；荠菜放入锅内，加入3碗水，煮至剩1碗水时，加入调好的蛋液煮沸，关火加盐调味即成。

功效：本品能消肿利尿。适用于急性肾炎的恢复期，症见尿量逐渐正常，水肿消退等。

绿豆冬瓜汤

材料：冬瓜300克，绿豆50克，白糖少许

做法：将冬瓜去皮洗净，并切块；绿豆泡好洗净。将冬瓜和绿豆同入砂锅，加水适量，用中火煲2小时，至绿豆、冬瓜熟烂，加入白糖调

味拌匀即成。

功效：本品能清热解毒、利水祛湿。适用于急性肾炎，症见尿少、无尿、水肿等症。

银耳黄花菜汤

材料：银耳30克，黄花菜100克，白糖少许

做法：将银耳泡发洗净，去除根部；黄花菜泡发洗净。将两者同入锅中，加3大碗水，煮至1碗水时，加入白糖调味拌匀即成。

功效：本品能滋肾养血。适用于肾炎，症见血尿等症。

葫芦冬瓜汤

材料：葫芦200克，冬瓜150克，盐少许，味精少许

做法：将葫芦、冬瓜均去皮切块并洗净。锅内倒油烧热后倒入葫芦和冬瓜，翻炒3分钟，加盐炒匀，然后再加入适量清水，没过食材即可；用大火烧开，再转文火炖至熟烂，加入味精调匀即成。

功效：本品能清热、利水消肿。适用于急性肾炎，症见尿少、水肿等症。

二、慢性肾炎患者的饮食调养方案

慢性肾炎，即慢性肾小球肾炎，是一组多病因的慢性肾小球病变为主的肾小球疾病，以蛋白尿、血尿、水肿、高血压和肾功能不全为基本临床症状。由于本组疾病中的病理类型和病期不同，主要临床表现各不相同，疾病表现呈多样化。

慢性肾炎的病因，多数不明确。临床上，仅15%～20%的慢性肾炎患者由急性肾炎转变而来，而大部分病人多数无明确的急性肾炎病史，所以慢性肾炎发病与急性肾炎并无多大关联。

该类患者由于病情迁延、缓慢进展，故预后效果不理想，最终会发展为慢性肾衰竭。但是其进展程度却有差异，演变过程有的是数月、几年，长的甚至达数十年，这主要与后期是否保护肾脏、是否避开一些使病情恶化的因素有关。

【饮食原则】

慢性肾炎在医学界可以说是"无招"的，因为是由病情迁延而来，无论怎么使用高科技治疗，那个创伤也始终存在，就好比一棵健康的树，当你用斧子在它的根茎部位砍下一道很深、很大的口子后，往后无论你怎么"照料"，精心施肥、浇水，这道"深口子"都不会痊愈得完好如初。而引人担心的是，它是枯死，还是带着"痛苦"成长，关键就在于它后期得到的养分是否充足，还是根本得不到营养。对人而言，旧的病灶（肾脏损伤部位）就如这道伤痕，无法完全恢复，但是它是否朝着慢性肾衰竭发展，主要取决于后期的一些因素。所以慢性肾炎患者的治疗是以防止或延缓肾功能恶化，改善或缓解临床症状（如蛋白尿、血尿等）及防治严重合并症为主要目的，而并不是以治愈为目的的治疗。

要想使病情朝着健康、稳定的方向发展，饮食调养是个不错的选择。中医认为，肾为先天之本，脾胃为后天之本，先天的不足可以由后天的补充而得到提升，所以"吃"很重要。故慢性肾炎患者的饮食调养应遵循以下原则：

①蛋白质的摄入要根据患者肾脏功能的损害程度来确定。一般来说，对于病程较长，肾功能损害不严重的患者，则不必严格限制蛋白质的摄入。但是这是不是意味着可以"肆无忌惮"地食用呢？也不是。严格地说，蛋白质的摄入量还是要控制在每千克体重1克左右。但对于肾脏损害较为严重，有大量蛋白尿者则要严格限制蛋白质的摄入量，而且食入的蛋白质要以优质蛋白为主。

②控制钠盐的摄入量。慢性肾炎的基本症状为水肿和中、低度的高血压，说明有水钠潴留。若对盐和钠的摄入量不加以控制，很显然会加剧这一现象。对于出现了严重水肿和高血压的病人，盐的摄入量为每日不超过2克，甚至要无盐饮食。

③要控制钾的摄入量。钾的摄入是随着血钾水平而定的，也就是说当血钾浓度高时，就要限制含钾丰富的食物的摄入，如口蘑、白笋、芸豆、蚕豆、菠菜、猪肝、紫菜等。

④适当地摄入糖类。因为有些有严重肾功能障碍的患者，食入的蛋白质有限，不能为机体提供足够的能量，所以其能量的来源可以由糖类供给。

⑤要食入充足的维生素，尤其是维生素C。维生素C能预防贫血，还能延缓细胞氧化、衰老，而慢性肾炎患者可能会出现贫血，所以要补充维生素。

【参考食谱】

西瓜皮汁

材料：西瓜皮30克

做法：将西瓜皮用清水洗净，切成块；然后倒入榨汁机中榨汁；倒入杯中饮汁即可。

功效：本品能清热解毒、利尿消肿。适用于慢性肾炎，症见水肿、呼吸道感染等。

芥菜蛋汤

材料：芥菜150克，鸡蛋2个，盐少许，姜片适量

做法：将芥菜洗净并切段；鸡蛋打散调匀；锅内加水，放入姜片；煮开后放入芥菜段；水再沸时，调入鸡蛋拌匀；稍煮，加入盐调味即可。

功效：本品能利肺豁痰、消肿散结。适用于结石引起的肾炎。

葫芦双皮汤

材料：葫芦100克，冬瓜皮20克，西瓜皮30克

做法：将葫芦去皮切块并洗净，冬瓜皮、西瓜皮洗净。将以上材料同入锅加水煎汤，至葫芦肉熟烂即可。

功效：本品能清热利水。适用于慢性肾炎，症见水肿、高血压等。

黑鱼冬瓜汤

材料：黑鱼450克，冬瓜150克，盐、生姜各少许，葱花少许

做法：将黑鱼收拾干净，冬瓜去皮切块并洗净；在黑鱼肚中放入生姜片，与冬瓜块同入锅，加水适量；加入食盐，炖汤；至肉熟烂，撒入葱花即成。

功效：本品能消肿利水、健脾益胃。适用于慢性肾炎患者。

黑豆山药汤

材料：黑豆50克，鲜山药50克，盐少许

做法：将黑豆用水泡发后洗净；山药去皮、切块并洗净。将黑豆和

山药同入锅加水适量煮汤；至黑豆熟烂时加入盐调味即可。

功效：本品能固肾益精、健脾利水。适用于慢性肾炎患者。

三、间质性肾炎患者的饮食调养方案

间质性肾炎又称为肾小管间质性肾炎，在临床上是由多种病因引起的肾小管急慢性间质性损害，以肾间质出现炎症和肾小球损害为主要症状。根据其起病的急缓和伴随症状，可将其分为急性间质性肾炎和慢性间质性肾炎。

急性间质性肾炎的主要症状为白细胞尿、少量蛋白尿（当引起肾小球病变时可出现大量蛋白尿）、少尿性或非少尿性急性肾衰，可伴有疲乏无力、发热及关节痛等非特异性表现。多因药物因素及过敏引起。

慢性间质性肾炎常隐匿、缓慢进展，所以常有肾功能损害的症状出现，早期有夜尿多、糖尿的症状，进一步发展会影响肾小球功能，从而出现蛋白尿、白细胞管型尿等。其常见病因多为药物因素（包括中药、西药）、重金属（如铅、镉等）、放射线及其他（如巴尔干肾病）。

【饮食原则】

间质性肾炎的患者需要弄清自己是属于急性的，还是慢性的，因为其临床症状虽稍有相同（慢性间质性肾炎要通过病理检查，才能确诊），但其在后期的治疗方面还是有些差别的。从治疗手段上说，急性患者主要是停用过敏性药物、免疫抑制剂治疗及透析，而慢性患者后期多采取保守治疗和肾移植手术治疗。从饮食上来说，急性患者的肾功能还较为健全，所以需要注意的并不多，而慢性患者，肾间质有大片的纤维化，所以饮食上要谨慎。

饮食调养对肾病的治疗是很重要的。在中国医学典籍中虽没有间质性肾炎这一说，但结合多年诊治的经验知道该类病症多由气血虚弱、脾肾亏虚、湿热毒等所致，所以患者饮食当以气血双补、健脾补肾、清热解毒、祛湿为重点。总体上说，间质性肾炎患者的饮食需要遵守以下几个原则：

①间质性肾炎的患者多有发热的症状，所以要减少热量的摄入。一般来说，一天的热量摄入最好控制在每千克体重120～150千焦。

②患者要多喝水。因为多喝水可以促进细菌或毒素的排出，而且还能降温，可以改善间质性肾炎的炎症。若患者有浮肿的现象，则要控制饮水。

③饮食宜清淡，不要食用辛辣刺激的食物。

④限制高钾食物的摄入。因为肾功能出现问题，其"保钠排钾"机制也就会出现问题，所以不要食用含钾丰富的食物，如口蘑、黄豆、紫菜、茶叶、白笋等。另外，要少食用新鲜蔬菜、水果。

⑤低盐低钠饮食。有严重高血压及水肿时，盐的摄入量每天不宜超过3克，酱油量为每天10～15毫升。高盐高钠的食物，如腌菜、咸菜、海味、咸面、挂面等则不宜食用。

⑥限制高纤维食物的摄入量。慢性间质性肾炎患者多有纤维化病变，所以如菠菜、荞麦、蘑菇等不要多食。

补充维生素。因为限制高钾食物的摄入，而钾元素丰富的食物多存于水果中，减少钾元素摄入的同时，也就减少了维生素的摄入，所以要补充维生素。患者可以服用维生素制剂，尤以补充维生素C为主。

【参考食谱】

赤小豆二皮汤

材料：赤小豆30克，西瓜皮、冬瓜皮各15克，玉米须10克

做法：将以上材料用清水洗净。然后将以上材料同入砂锅，用水煎煮两次，每次30分钟；合并汁液，约成300毫升，分3次服用。

功效：本品能清热利尿、消炎去肿。适用于肾炎水肿、尿路感染等。

西瓜蒸大蒜

材料：西瓜1个，大蒜适量

做法：将西瓜洗净，切下小部分瓜皮，挖1个孔；将去皮洗净的大蒜放入孔内，再用切下的瓜皮盖好，上锅蒸熟即可。

功效：本品能清热利尿、杀菌消毒。适用于间质性肾炎有水肿、感染等症状。

枸杞猪肝汤

材料：猪肝50克，枸杞20克，虫草5条，盐、味精各少许

做法：将枸杞、虫草用清水洗净；猪肝洗净、切片后入沸水锅汆一下捞出。将枸杞、虫草倒入砂锅，加水适量，用大火煮沸后倒入猪肝，加盐、味精拌匀；再用文火煮30分钟即成。

功效：本品能补肝益肾。适用于间质性肾炎患者。

玉米须冬瓜汤

材料：玉米须20克，冬瓜100克，盐少许

做法：将玉米须用清水洗净；冬瓜去皮去瓤，切块洗净。将以上材料一同入砂锅，加水适量煎煮；大火煮开后再转以文火续煮至冬瓜熟烂，去除玉米须，加盐拌匀即可。

功效：本品能清热利尿、消肿。适用于间质性肾炎，症见尿少、水肿等。

乌龟肉汤

材料：乌龟500克，生姜、葱花各适量，盐、味精各少许

做法：将乌龟收拾干净，斩件后入沸水锅汆去血水后捞出。将乌龟肉、生姜片同入砂锅，加水适量，用大火煮沸后，再转以文火续煮至肉熟烂；撒入盐、味精、葱花即可。

功效：本品能益阴补血。适用于治疗间质性肾炎、慢性肾炎，症见蛋白尿等。

四、肾盂肾炎患者的饮食调养方案

肾盂肾炎又称上尿路感染，是一侧或两侧的肾盂和肾实质受细菌直接入侵而引起的感染性疾病。在临床上，根据其病程，可以将肾盂肾炎分为急性和慢性两种。

急性肾盂肾炎发病较急，其主要临床症状有发热、寒战、头痛、全身酸痛、恶心呕吐等一般症状，以及尿频、尿急、尿痛、排尿困难、下

腹部疼痛和腰痛等泌尿系统症状，体检时有肾区叩击痛。该类病症可以发生于各个年龄阶层，但以生育年龄女性较为多见，其病因主要与感染和机体免疫力低下有关。

慢性肾盂肾炎临床表现较为复杂，容易反复发作，症状较急性起病轻，全身及泌尿系统局部表现均可不典型。一年以上患者可有急性肾盂肾炎病史，而后出现程度不同的低热、间歇性尿频、排尿不适、腰部疼痛及肾小管功能受损表现，如夜尿增多、低比重尿等。慢性肾盂肾炎持续发展可演变为慢性肾衰竭。

【饮食原则】

中医对肾脏疾病的认识不像西医这样限于局部，而是从整体而言。同样，在饮食调养中也应考虑患者的整体情况，其具体的需要遵循以下几点：

①肾盂肾炎不管是急性还是慢性，在其发作期都应卧床休息。

②患者应增加饮水量。肾盂肾炎患者多由细菌等感染引起，常表现为尿少、血尿等，大量饮水可以促进细菌的排出，促进排尿。每日的饮水量应增加到2000毫升。

③低盐饮食。当患者出现有严重的水肿和高血压症状时，应该严格控制盐的摄入，提倡无盐饮食，可以采用糖、醋、芝麻酱及番茄酱等加以调味。

④限制蛋白质的摄入量。在肾盂肾炎急性发作期，肾小球的滤过率会有所下降，可能会有氮质血症的出现。因此提倡每日的蛋白质摄入量不超过0.8克/千克体重，而且应食用优质蛋白质，如牛奶、瘦肉、鱼、

鸡蛋等。当患者尿量有所增加（每日尿量>1000毫升）时，可以逐渐增加蛋白质的摄入量。

⑤调整酸碱食物的摄入量，以调节尿液酸碱度。因为磺胺类、氨基糖苷类抗生素在碱性尿液中抗菌作用增强，服用此类药物时，患者可以多食用一些碱性食物，如莼菜、西红柿、马齿苋、西葫芦等。四环素族、呋喃坦丁药物在酸性尿液中抗菌作用强，服用此类药物时，患者应食用一些酸性食物，如米饭、鱼、肉、鸡蛋等，或服用维生素C制剂，使尿液酸化。

⑥饮食宜清淡、易消化，避免食用一些辛辣刺激之品，如牛肉、羊肉、海鲜等。

【参考食谱】

甘蔗莲藕汁

材料：甘蔗500克，莲藕400克

做法：将甘蔗洗净去皮搅汁，生莲藕洗净，切片搅汁；将两者汁液混合均匀后饮用即可。

功效：本品能利尿通淋、清热。适用于肾炎患者，症见尿频尿急等。

绿豆茶

材料：绿豆30克，绿茶5克，白糖适量

做法：将绿豆用清水泡好后洗净；绿茶转入小布袋中与绿豆同入锅煮汤；煮至绿豆熟烂后取出茶叶包，加入白糖拌匀即可。

功效：本品能清热解毒、利水除湿。适用于肾盂肾炎患者。

玉米面山药粥

材料：玉米面100克，鲜山药150克

做法：将山药去皮洗净，切块，然后上蒸笼蒸熟；玉米面用沸水调成糊状。锅内加水少许，烧开后倒入玉米面，煮至熟后加入山药块，一同煮成粥即可。

功效：本品能补脾益肾、利水。适用于肾盂肾炎患者。

二豆沙

材料：赤小豆、扁豆各30克，白糖适量

做法：将赤小豆、扁豆用清水泡好后洗净，装入碗中加水少许，隔水蒸熟；取出将其压碎成泥状，加入白糖拌匀即可。

功效：本品能清热解毒、健脾益气，还能利水消肿。适用于肾盂肾炎患者。

绿豆猪肝粥

材料：绿豆60克，猪肝100克，大米100克，盐少许，味精适量

做法：将绿豆用水泡发，大米淘洗干净，猪肝切成片洗净。将以上材料一同入锅，加水适量，用大火煮沸后，再转以小火慢慢熬煮至粥成，加入盐、味精调味即可。

功效：本品能清热解毒、消肿下气。适用于肾炎患者，症见肾炎水肿等。

五、IgA肾病患者的饮食调养方案

IgA是免疫球蛋白A的缩写，IgA肾病是指小球系膜区以IgA或IgA沉积为主的原发性肾小球病。IgA肾病是肾小球源性血尿最常见的病因，并成为终末期肾脏病重要的病因之一。

该病是我国最为常见的肾小球疾病，好发于青少年，以男性较为多见。在起病前多由感染，常为上呼吸道感染（包括咽炎、扁桃体炎），其次为肺部、消化道、尿道感染引起。本病的主要症状皆为血尿，部分患者常在上呼吸道感染后（24～72小时，有时会更短）出现突发性肉眼血尿，少数者可反复发作。该病的早期高血压不常见，但是随着病程的延长高血压的发生率也会随之增加。

【饮食原则】

IgA肾病的症状多样化，患者除了要接受正规的药物治疗外，在饮食上也要加以注意。有可能患者的症状不算很严重，但是由于没有禁嘴，吃了不该吃的或不应多吃的食物，导致肾脏负担加重、肾功能损害，所以在饮食上要慎重。一般来说，IgA肾病患者在饮食上应遵循以下几点原则：

①该病多由上呼吸道感染如扁桃体炎、咽炎等所致，所以患者饮食主要以清淡为主，不可食用一些辛辣刺激性的食物，如羊肉、狗肉、辣椒酱、剁椒等。另外，患者要戒烟戒酒，避免呼吸道损伤。

②患者要适当地饮水。多数人一听说多喝水对肾脏不利，就觉得少喝水对自身有利，这是不正确的。饮水要适当，不是少喝水，也绝不是

不喝水,而是指饮水量在每日排尿量的基础上,额外增加500~1000毫升的水分。若患者尿液逐渐恢复正常,饮水量可增加。

③蛋白质的摄入要适量。多数IgA肾病患者会出现血尿,可伴或不伴轻度的蛋白尿,患者蛋白质的摄入不可过多,过多摄入反而会造成肾小球的高滤过、高灌注的状态,增加肾脏负担,从而损伤肾功能。正确的摄入量应控制在0.8克/千克体重以内,而且以优质蛋白质为主,如鸡蛋、牛奶、鱼等。

④实验和临床研究表明IgA肾病与进食牛奶、奶酪、大豆蛋白有关,尤其是蚕豆,新鲜蚕豆可引起过敏和溶血。所以在对IgA肾病治疗后的护理中应限制患者对这一类食物的摄入,去除饮食中的谷蛋白可减少系膜IgA的沉积,降低IgA复合物的水平。但这种方法较难长期应用于临床,对于远期肾功能的意义还不清楚。但是只要对病情有影响的因素,患者都应加以留意,所以在IgA肾病饮食护理中这也是不可少的一个环节。

⑤限制盐的摄入量。由于该类患者的血压会逐渐升高,所以患者要限制盐的摄入,建议每日的食盐量控制在5克以内。当患者出现严重的高血压时可采取无盐饮食。

⑥IgA肾病患者出现严重的肾功能损害时,会有血尿酸升高、尿酸血症,所以要禁止食用高嘌呤类的食物,如海鲜、豆腐、小鱼干等。

⑦要给予充足的维生素,尤其要补充维生素C,因为长期的IgA肾病患者可有贫血,补充维生素C能增加铁的吸收,所以应食用西红柿、绿叶蔬菜、新鲜大枣、西瓜、萝卜、黄瓜、西瓜、柑橘、猕猴桃和天然果汁等食品。

【参考食谱】

荠菜粥

材料：鲜荠菜150克，粳米100克

做法：将荠菜择洗干净、切碎，粳米淘洗干净。将粳米入锅，加水适量煮粥，至米粒开花时倒入荠菜末煮至粥成即可。

功效：本品能清热解毒、凉血止血。适用于IgA肾病患者，症见血尿等。

黑豆薏米粥

材料：黑豆30克，薏米50克，粳米50克，红枣6枚

做法：将黑豆、薏米分别用清水浸泡好，然后洗净，红枣洗净。将粳米洗净后与黑豆、薏米一同入锅，加水适量煮粥，用大火煮开后，放入红枣，再转以小火煮至粥成即可。

功效：本品能健脾益肾、养血利水。适用于IgA肾病患者。

薏米红豆粥

材料：薏米50克，红豆30克

做法：将薏米、红豆分别用清水泡发洗净，然后一同入锅加水适量煮粥；先用大火煮开后，再转以中火煮至粥成即可。

功效：本品能清热利湿、解毒消肿。适用于IgA肾病患者，症见水肿、尿少等。

芹菜炒肉丝

材料：鲜芹菜200克，猪瘦肉100克，胡萝卜半根，食盐少许，味精适量

做法：将芹菜去叶洗净，切段；猪肉和胡萝卜分别洗净切成丝。

锅中放植物油，放入肉丝翻炒，至肉粒分散，放入芹菜、胡萝卜稍作翻炒；加盐、味精，倒入适量的清水，盖上锅盖，水开即成。

功效：本品能利水消炎、降压。适用于IgA肾病患者。

丝瓜鸡蛋汤

材料：丝瓜1条，鸡蛋2个，金针菇100克，食盐少许

做法：将鸡蛋打散调匀；金针菇洗净；丝瓜去皮切成片，洗净。油锅烧热，倒入丝瓜翻炒至变色，加水适量，水开后倒入金针菇；至水再沸倒入鸡蛋液，加盐调味即成。

功效：本品能清热解毒、利尿消肿。适用于IgA肾病患者，症见水肿等。

六、肾病综合征患者的饮食调养方案

肾病综合征不是一种简单的独立性疾病，它是由多种病因引起的一组以肾小球疾病为主的临床症候群。其主要表现有高蛋白尿、水肿、高脂血症及低蛋白血症。

根据不同的病因可以将其分为原发和继发两种。原发性肾病综合征多由微小病变型肾病、系膜增生性肾小球肾炎、系膜毛细血管性肾小球肾炎、膜性肾病及局灶性节段性肾小球硬化引起；而继发性肾病综合征是由其他病变迁延发展而来，可由乙肝、糖尿病、过敏性紫癜及系统性红斑狼疮等引起。

【饮食原则】

肾病综合征如果处理不好，得不到及时有效的治疗，很容易导致慢性肾衰竭，所以有了相关病症就要有针对性地治疗，防止病情恶化。不过，虽然药物治疗很重要，但饮食调养也不可含糊。一般来说，肾病综合征患者在饮食上应遵循以下几个原则：

①蛋白质的摄入量要适当。当患有肾病综合征时，人体大量的血浆蛋白从尿中排出，白蛋白降低，可以说处于蛋白质营养不良状态，低蛋白血症使血浆胶体渗透压下降，致使水肿顽固不易消退，机体的抵抗能力也随之下降。所以在肾病综合征的早期应给予优质蛋白质的摄入，如鸡蛋、鱼类及肉类等。但是摄入也要有限，每天的蛋白质摄入量不应超过5克/千克体重。

②严格控制盐的摄入量。因为肾病综合征的患者有水肿的情况，而过多盐的摄入会加重水肿，所以要控制。一般以每天食盐量不超过3克为宜，有严重水肿的情况时提倡无盐饮食。同时，患者要忌食含盐分高的食物，如腌菜、泡菜、咸蛋、咸鱼等。

③限制胆固醇和脂肪的摄入量。该病继续发展可以导致高脂血症，所以要禁止食用一些脂肪含量丰富、胆固醇含量高的食物，如肥肉、油炸食物、蟹黄、蛋黄、巧克力等。

④饮食要清淡、易消化、要多样化。患有肾病综合征时，患者常伴有胃肠道黏膜水肿，该类症状易引起患者食欲减退、营养吸收不良、消化功能降低等，所以肾病综合征患者的饮食要"丰富多彩"，以提高患者的食欲。要食用一些易消化的食物，以免增加胃肠负担，造成再次伤害。而高纤维素及杂粮类食物则不宜食用，如玉米、竹笋、荞麦等。

⑤补充微量元素和维生素。由于肾病综合征的患者肾小球基底膜的通透性增加，尿液中除含有大量的蛋白质外，还同时含有与蛋白质结合的一些微量元素及激素，如钙、镁、锌、铁等元素，而微量元素又是人体所必需的，所以要适当补充。补充维生素可以增强机体免疫力，增强抗感染的能力。

【参考食谱】

鲤鱼冬瓜汤

材料：鲤鱼1条，冬瓜250克，生姜片、葱花各适量

做法：将鲤鱼收拾干净，生姜片洗净后塞入鱼肚中，冬瓜去皮洗净并切片。将鲤鱼和冬瓜一同入锅，加水适量炖汤，至肉熟烂，撒入葱花即成。

功效：本品能补脾利水、消肿。适用于肾病综合征患者。

冬瓜猪腰汤

材料：冬瓜300克，猪腰1个，薏米、黄芪各10克，干山药9克，鸡汤适量，姜片、葱、盐、味精各适量

做法：将冬瓜去皮洗净并切块；猪腰对半剖开后用盐搓洗干净；薏米、黄芪、山药用清水洗净；猪腰切片，入沸水锅氽水后捞出。鸡汤入锅烧开，放入姜片，倒入薏米、黄芪、冬瓜，用文火煮30分钟后倒入猪腰片、山药，煮至腰片熟烂，撒入葱花，加少许盐、味精调味即成。

功效：本品能补肾强腰、利水消肿。适用于肾病综合征患者，症见水肿、高血压、腰膝酸软等。

大蒜薏米猪肚汤

材料：猪肚80克，大蒜5个，薏米100克

做法：将猪肚搓洗干净，大蒜洗净，薏米浸泡后洗净。将大蒜和薏米混匀后倒入猪肚内，扎紧口，放入砂锅内加水炖熟即可。

功效：本品能健脾、利水消肿。适用于肾病综合征患者。

山药扁豆汤

材料：干山药20克，扁豆10克，莲子20克，白糖少许

做法：将以上药材用清水洗净，然后一同入锅加水适量，用大火煮开后，再转以中火续煮至熟烂，加入白糖拌匀即成。

功效：本品能补肾健脾、消肿。适用于治疗肾病综合征患者，症见水肿、食欲不振等。

山药小麦粥

材料：鲜山药250克，小麦80克，粳米50克

做法：将山药去皮洗净，切丁；小麦泡发洗净，粳米淘洗干净。锅中加水烧开，然后倒入山药、小麦和粳米，用大火烧开后，再转以中火煮至粥成即可。

功效：本品能补益肾阴、健脾养胃。适用于肾病综合征患者。

七、狼疮肾炎患者的饮食调养方案

狼疮性肾炎是指系统性红斑狼疮合并双肾不同病理类型的免疫性损害，同时伴有明显肾脏损害为临床表现的一种疾病。狼疮肾炎是系统性红斑狼疮最常见和严重的临床表现。临床数据显示，狼疮患者肾活检肾受累几乎为100%，其中45%~85%有肾损害的临床表现，而肾衰竭是狼疮死亡的常见原因。

该类病症好发于青少年和中年女性，年龄多集中在20~40岁。其临床症状除有系统性红斑狼疮的一般表现，如间断发热、蝶形红斑、盘状红斑、光过敏、口腔溃疡、关节炎、浆膜炎、神经系统异常（抽搐或精神病）等外，还有肾脏疾病的表现，如血尿、水肿、蛋白尿等。

【饮食原则】

狼疮肾炎的情况较为复杂，所以对该类病症的治疗尚无统一的方案。但是总体上还是以控制狼疮的活动、阻止肾脏病变进展、最大限度地降低药物的副作用为主要目的，外加饮食调养辅助治疗。饮食对疾病的调理作用不可小觑，此类肾炎也不例外。狼疮肾炎患者的饮食应遵循以下几个原则：

①蛋白质的摄入要适量。狼疮肾炎的患者有血尿及蛋白尿的出现，易导致机体蛋白质大量流失，所以机体需要补充蛋白质，以食入优质蛋白质为佳。要说明的是，摄入蛋白质并非意味着大量食用，要清楚过多食用蛋白质对肾脏是一种负担，而具体的摄入量要根据肾功能损害的程度来确定。

②饮食要清淡、易消化。在狼疮患者中有近30%的患者会有消化

道症状，如食欲减退、呕吐、腹泻等症状，所以狼疮肾炎的患者应食用一些易消化、清淡的食物，以减轻胃肠负担。避免食用一些辛辣刺激的食物。

③限制盐的摄入量。肾炎患者多有水肿、高血压的症状，另外，在治疗手段上，使用的一些激素也容易导致水钠潴留、浮肿，所以要控制盐的摄入，避免加剧水肿。一般每日的盐摄入量不宜超过3克。

④补充维生素和矿物质元素。狼疮肾炎患者的免疫力低下，补充维生素可以增强免疫力，患者可以食用一些维生素制剂。另外，该病在治疗过程中使用的糖皮质激素容易造成骨质疏松，所以要适当地补充钙质，如可以食用虾米、西瓜子、豆腐干等。

⑤低糖饮食。狼疮肾炎患者在治疗过程中长期使用糖皮质激素，容易造成固醇性糖尿病，所以要限制含糖量高的食物的摄入。

【参考食谱】

莲藕粥

材料：鲜莲藕150克，粳米100克

做法：将莲藕用清水洗净，粳米淘洗干净。莲藕切成小丁，与粳米一同入锅煮粥，煮至粥成即可。

功效：本品能清热解毒、凉血。适用于狼疮肾炎患者。

薏米绿豆百合粥

材料：薏米30克，绿豆30克，鲜百合100克，白糖少许

做法：将绿豆、薏米用水浸泡好后洗净，百合掰瓣洗净。将绿豆、薏米同入锅，加水适量，煮汤，水开后加入百合，至豆熟烂，调入白糖

即成。

功效：本品能清热解毒、滋阴润肺。适用于狼疮肾炎，伴有呼吸道感染等。

黑豆红枣汤

材料：黑豆、赤小豆各30克，红枣8枚

做法：将黑豆、赤小豆用清水浸泡好后洗净，红枣洗净。将以上材料一同入锅，加水适量，煮汤至豆熟烂，服汤即可。

功效：本品能养血益肾、利尿渗湿。适用于狼疮肾炎，症见蛋白尿等。

红枣鸡汤

材料：童子鸡1只，红枣6枚，生姜片适量，盐少许

做法：将红枣用清水洗净，童子鸡收拾干净。将红枣、生姜片塞入鸡肚中，入砂锅加水适量，炖汤，至肉熟烂，加盐调味即可。

功效：本品能温中益气、养血填精。适用于狼疮肾炎，症见水肿、低蛋白血症等。

银耳莲子萝卜汤

材料：银耳30克，莲子20克，胡萝卜100克，冰糖少许

做法：将银耳用温水泡发好，去掉根部洗净；莲子去心；胡萝卜切片洗净。将以上食材一同入锅，加水适量，煮至食材熟烂，放入冰糖拌匀即成。

功效：本品能清热解毒、养血益肾。适用于狼疮肾炎患者。

八、过敏性紫癜肾炎患者的饮食调养方案

过敏性紫癜为一种常见的血管变态反应性疾病，因机体对某些致敏物质产生变态反应，导致毛细血管脆性及通透性增加，血液外渗，产生紫癜、黏膜及某些器官出血。当此类免疫反应复合物游走或沉积于肾小球毛细血管时，就会导致肾脏损害，称之为过敏性紫癜肾炎。

过敏性紫癜好发于青少年，男性发病略多于女性，春、秋季发病较多，而过敏性紫癜肾炎多出现于紫癜后1周，也可延后出现。导致该病发生的主要病因有感染，包括细菌（主要有β溶血性链球菌）、病毒及寄生虫感染；食物过敏，如鱼、虾、蟹、蛋、鸡、牛奶等；药物过敏，包括抗生素类（主要有青霉素、头孢菌素等）、解热镇痛药、磺胺类、阿托品、异烟肼及噻嗪类利尿药等。另外，花粉、尘埃、菌苗或疫苗接种、虫咬、受凉及寒冷刺激等也可导致该类病症发生。

过敏性紫癜肾炎的主要症状有：

①肾外症状。主要有皮肤紫癜，多见于下肢及臀部，关节痛（多发于膝、踝、肘、腕等大关节），胃肠道症状（主要有腹痛、腹泻、呕吐、血便等）；

②肾脏表现。主要有血尿、蛋白尿，偶见水肿、高血压及肾衰竭。

【饮食原则】

紫癜肾炎在紫癜中的发病率为12%～40%，若不加以有效的治疗，少数患者可以进展为慢性肾炎和肾病综合征。患者除了要积极进行药物治疗外，在饮食上也要加以注意。一般紫癜肾炎患者在饮食上需要遵循以下几个原则：

①限制盐的摄入量。若患者没有水肿或高血压的情况时不必限盐，可与正常人一样，限盐主要是针对出现了水肿或高血压的患者。该类患者，一般每天控盐在3克以内。

②控制蛋白质的摄入量。紫癜肾炎患者不能严格控制蛋白质的摄入，又不可过分强调高蛋白饮食，因为出现蛋白尿，导致血浆蛋白持续低下，使抵抗力下降，易发感染，加重病情，而高蛋白饮食又可促进肾小球硬化。一般紫癜肾炎患者每日蛋白质的摄入量以1克/千克体重为宜，而且要以优质蛋白为主，如鸡蛋、瘦肉、鲜牛奶等。

③控制水分的摄入量。紫癜肾炎患者如果没有水肿的情况，饮水量则无需控制，而水肿的患者就需要控制水量。患者主要应根据其自身尿量及水肿的程度来确定水的摄入量，一般水肿明显时，每天饮水量最好控制在500～800毫升。

④避免食用易引起过敏的食物。该病的发生主要由过敏引起，避开过敏原是关键。易导致过敏的食物有鱼、虾、蛋、蟹等。

⑤补充维生素C。因为维生素C有降低毛细血管通透性和脆性的作用，补充维生素对病人恢复有利。富含维生素C的食物有柚子、橙子、柑橘、苹果、柠檬、草莓、猕猴桃以及各种绿叶蔬菜等。

⑥饮食宜清淡、易消化，要戒烟忌酒，避免食用辛辣刺激之品。

【参考食谱】

清炒丝瓜

材料：丝瓜1条，食盐少许，葱花、蒜末各适量

做法：将丝瓜去皮、切块洗净。油锅烧热，先下入蒜末炒香，然后

倒入丝瓜煸炒，至变色后加入食盐翻炒至熟，起锅前加入葱花即可。

功效：本品能清热解毒、凉血。适用于治疗热病出血及紫癜肾炎患者。

冬瓜炖肉

材料：冬瓜300克，猪瘦肉100克，盐少许，姜片、淀粉、料酒各适量

做法：将冬瓜去皮，切成片洗净；瘦肉切片洗净，并用淀粉、料酒腌渍片刻。锅内放水，倒油，放入姜片，大火煮开后倒入冬瓜片，再沸后倒入瘦肉，煮至冬瓜熟烂，加盐调味即可。

功效：本品能养血利尿、滋阴补肾。适用于紫癜肾炎患者。

红枣花生汤

材料：红枣10枚，花生米100克，红糖适量

做法：将红枣用清水洗净；花生米入锅略煮，冷却后剥衣备用。将红枣、花生衣同入砂锅，加入煮花生米的水，用大火煮沸后，转用小火煮15分钟，捞去花生衣，调入红糖拌匀即可。

功效：本品能益气补血、健脾。适用于紫癜肾炎患者。

银耳粥

材料：银耳30克，粳米100克，冰糖适量

做法：将银耳用温水泡发好，去除根部洗净；粳米淘洗干净。银耳入锅加水先煮，水开时加入粳米，改用小火煮至粥成，加入冰糖拌匀至完全溶化即可。

功效：本品能滋阴养血、健脾养胃。适用于紫癜肾炎患者。

丹参鸡汤

材料：乌鸡1只，红枣6枚，盐少许

做法：将乌鸡收拾干净，红枣用清水洗净。一同入锅，加水适量，炖至鸡肉熟烂，加盐调味即可。

功效：本品能益气养血、补肝益肾。适用于紫癜肾炎患者。

九、糖尿病肾病患者的饮食调养方案

糖尿病是一组以慢性血糖水平增高为特征的代谢性疾病，是由于胰岛素分泌和作用缺陷所引起。而糖尿病肾病是其常见的并发症之一，一般见于有糖尿病病史10年以上者。糖尿病并发肾病的发病机制尚不完全清楚，但大体上是由于高血糖导致体内三大代谢紊乱（糖类代谢、脂肪代谢和蛋白质代谢）进而引发肾小球滤过性发生改变所致。

糖尿病肾病的临床症状除了有糖尿病的一般症状，如多尿、多饮、多食、体重减轻，即"三多一少"症状外，还有肾脏疾病的表现，如白蛋白尿、水肿、高血压等。

【饮食原则】

糖尿病肾病是糖尿病患者最主要的死亡原因，由于不确定糖尿病的病因，所以只能缓解或消除已有的症状，进行以延长寿命、提高生活质量为目的的治疗。在诸多的治疗方法中，调节糖尿病肾病患者的饮食也是很重要的，因为如果不加注意，很容易使已平复的血糖或血压又突然地"飙升"起来，所以该类患者要注重饮食。糖尿病肾病的患者在饮食上需要遵循以下几个原则：

①提倡高纤维饮食。因为膳食纤维有降低血糖、血脂、维持人体代谢平衡、保持大便通畅和改善糖耐量的作用，因此糖尿病肾病患者应该适当地食用一些富含纤维素的食物，如海带丝、蘑菇、麸皮、燕麦片、荞麦、豌豆等。

②适量摄入优质蛋白。糖尿病患者的蛋白质消耗较大，而蛋白质又是人体合成其他氨基酸的原料，所以需要补充，而过多的蛋白质摄入又会给肾脏带来负担，所以要适量。另外，由于必需氨基酸不能在体内合成，植物蛋白（主要存在于豆类）所含必需氨基酸甚少，所以最好食用动物蛋白（鱼、肉、鸡蛋等）。蛋白质的摄入量要随患者肾功能状况而定，一般肾功能没有损害时，蛋白质的摄入量为1克/千克体重，肾功能出现损害时，蛋白质的摄入量应该控制在0.5克/千克体重以内。

③热量供给充分。热量供给不应以蛋白质、脂肪和糖类为主，应该以碳水化合物为主，碳水化合物的供给量至少要达到60%以上，主食应当少吃，可以食用一些玉米片、粉条、玉米淀粉、藕粉等。

④低脂饮食。糖尿病肾病的患者多有高血压、高血脂的情况，所以高脂肪的食物不宜多食。

⑤高钙低磷饮食。糖尿病肾病出现的电解质紊乱多以低钙高磷为多见，所以要食用含钙高、含磷低的食物，而一般食物中含钙高的食物则含磷也高，所以一般食用低磷的食物，要禁止食用含磷高的食物，如动物内脏、干果（如南瓜子、杏仁、花生、核桃）等。

⑥低盐饮食。糖尿病肾病患者应该控制盐的摄入量为每天5克，当出现有高血压、水肿的情况时，应控制在每天2克以内。

⑦避免食用辛辣刺激之品，如辣椒、芥末等。

【参考食谱】

枸杞粥

材料：枸杞30克，粳米100克

做法：将枸杞用清水洗净，粳米淘洗干净。将其同入锅，加水适量煮粥，先用大火煮开，再转以中火煮至粥成即可。

功效：本品能补肝益肾、滋阴明目。适用于糖尿病肾病患者，症见视物模糊、腰膝酸软等。

玉米红枣粥

材料：嫩玉米粒30克，扁豆15克，红枣6枚，粳米100克

做法：将玉米粒、扁豆、红枣分别用清水洗净。粳米淘洗干净与以上食材同入锅，加水适量煮粥，先用大火煮开后，再转以小火煮至粥成即可。

功效：本品能健脾利尿、益气养血。适用于糖尿病肾病患者，症见贫血、水肿等。

鲫鱼冬瓜汤

材料：鲫鱼1条，冬瓜350克，生姜片适量，盐少许

做法：将鲫鱼收拾干净；冬瓜去皮、去瓤，切片洗净。将鲫鱼、冬瓜、生姜片一同入锅，加水适量煮汤，至鲫鱼熟烂，加入盐调味即可。

功效：本品能清热利尿、除烦。适用于糖尿病肾病患者，症见水肿等。

黑豆瘦肉汤

材料：黑豆50克，瘦肉100克，盐少许

做法：将黑豆用清水浸泡后洗净；瘦肉洗净，入沸水锅余去血水捞出。将黑豆入锅，加水适量，用大火煮沸后，加入瘦肉，转小火煮至黑

豆熟烂，加盐调味即可。

功效：本品能健脾益肾、利水。适用于糖尿病肾病患者。

海带冬瓜汤

材料：海带50克，冬瓜300克，生姜片适量，盐少许

做法：将海带用水泡发好洗净，切成小块；冬瓜去皮、去瓤，切片洗净。将海带、冬瓜、生姜片同入锅，加水适量炖汤，至食材熟烂，加盐调味即可。

功效：本品能利尿消肿、软坚散结。适用于糖尿病肾病患者，症见水肿等。

十、高血压肾病患者的饮食调养方案

高血压肾病常见于有高血压病史5~10年以上者，多发病于40~50岁。其主要原因是持续的高血压使得肾小球内囊压力升高，从而使得蛋白质漏出，而蛋白质一旦漏出会对肾脏的滤过系统造成破坏，如此恶性循环，随着时间的延长，肾脏会代偿增大，直至衰竭。另外，随着年龄的增长，肾单位的数目在减少（这也是人到了老年，肾气虚弱的一个原因），出现高血压后更是"雪上加霜"，可进一步导致肾单位减少，使得肾功能受损。

高血压肾病的主要临床症状除有高血压的一般表现，如头晕、头痛、心悸、胸闷等症状外，还有肾脏疾病，如早期表现有夜尿增多、水肿，继而会出现蛋白尿、低蛋白血症等。

【饮食原则】

高血压肾病多由原发性高血压引起，所以早期有效地防治高血压对预防高血压肾病有积极的作用。而原发性高血压发病与遗传和环境因素有着莫大的关系，其中饮食习惯与高血压有着"千丝万缕"的关联，所以改善饮食对防治高血压和高血压肾病有良好的效果。一般而言，高血压肾病患者在饮食上需要遵循以下几个原则：

①适量地摄入蛋白质。高血压肾病患者常有蛋白尿，蛋白质流失较为严重，而蛋白质又是人体不可或缺的营养成分，所以需要摄入蛋白质，但是过多地摄入会再次造成肾功能损害，所以蛋白质的摄入要适量。一般高血压的病人摄入的蛋白质应该控制在1克/千克体重内。建议每周吃3次鱼肉，因为鱼肉蛋白为优质蛋白，可改善血管弹性和通透性，对高血压患者有利。

②限制盐的摄入量。因为高盐饮食能改变血浆渗透压，使血容量剧增，从而使血压上升。高血压肾病患者要控制盐的摄入，一般以每日3克为宜，避免食用一些含盐分高的腌制食品，如泡菜、咸鱼等，含有防腐剂的食物也要少吃，如豆腐乳等。

③控制热量的摄入，要低脂饮食。高血压患者应该以控制体重和减轻体重为重点，以维持理想体重为标志，高热量、高脂肪的食物要禁止食用。

④补充维生素。长期高血压的患者代谢较为紊乱，补充维生素能调节体内代谢，尤其是B族维生素，所以患者可以多食用一些水果，如香蕉、葡萄、西红柿、橘子等，必要时可以补充一些维生素制剂。

⑤多吃含钾、钙丰富而含钠低的食品，如土豆、茄子、海带、莴

笋。含钙高的食品有牛奶、酸牛奶、虾皮等。少吃肉汤类，因为肉汤中含氮浸出物增加，能够促进体内尿酸增加，加重心、肝、肾脏的负担。

⑥避免食用辛辣刺激的食物，如朝天椒、剁椒、辣酱等，同时要戒烟禁酒。

【参考食谱】

山楂粥

材料：山楂30克，粳米50克，白糖少许

做法：将山楂用清水洗净，入锅加水煎汁，先用大火煮开后再用小火续煮10分钟，把汁液滤出，再加水用同样的方法煎出第二道汁，将2次的汁液混合，煎煮至300毫升备用。将粳米淘洗干净与药汁一同入锅煮粥，煮至粥成加入白糖拌匀即可。

功效：本品能健脾消食、活血止痛。适用于高血压肾病，症见胸痛、食欲不振等。

冬瓜粥

材料：冬瓜350克，粳米100克，葱花、盐各少许

做法：将冬瓜去皮、去瓤，切片洗净；粳米淘洗干净，与冬瓜片一同入锅，加水适量煮粥，先用大火煮开后，再转以中火熬至冬瓜熟烂，加入葱花、少许盐拌匀即可。

功效：本品能清热解毒、利尿消肿。适用于高血压肾病，症见水肿等。

核桃仁粥

材料：核桃仁15克，粳米100克

做法：将核桃仁研碎，粳米淘洗干净。将粳米入锅，加水适量，用大火煮开后，将核桃末撒入其中拌匀，转小火煮至粥成即可。

功效：本品能补肾益精、润肠通便。适用于高血压肾病患者。

冬瓜红豆汤

材料：冬瓜200克，红豆50克，白糖少许

做法：将冬瓜去皮、去瓤，切片洗净；红豆用清水泡好洗净。将冬瓜片和红豆一同入锅，加水适量煮汤，用大火煮开后，再转以中火煮至红豆熟烂，加入白糖拌匀即可。

功效：本品能清热利尿、祛湿消肿。适用于高血压肾病，症见水肿等。

芹菜汁

材料：新鲜芹菜450克，白糖适量

做法：将芹菜用清水洗净，切成段，然后入榨汁机，榨取汁液，倒入杯中加入白糖拌匀即可。

功效：本品能清热解毒、利水止血、降压。适用于高血压肾病患者。

十一、肾功能不全患者的饮食调养方案

肾功能不全是由多种病因引起的，是以肾小球严重破坏，使身体在排泄代谢废物和调节水电解质、酸碱平衡等方面出现紊乱为主要表现的临床综合征。肾功能不全根据其起病时间长短可以分为急性和慢性肾功能不全两种。

慢性肾功能不全多是各种进展性肾病的最终结局，而急性肾功能不

全与突发的肾血管血流灌注不足有关。

肾功能不全的主要临床表现有胃肠道症状（如恶心呕吐、腹泻、口臭等），精神、神经系统症状（如疲乏、精神萎靡、头晕、头痛、记忆力减退、失眠等），心血管系统症状（如高血压、心力衰竭等），以及水肿、脱水、电解质紊乱、低蛋白血症等。

【饮食原则】

肾功能不全的患者在饮食上要多加注意，要适当地禁口，其具体需要遵循以下几个原则：

①保证热能充足。因为肾功能不全者常有胃肠道的一些症状，进食较少，而且营养摄入不充分，热量供应不足，所以要保证热能的供应充足。热能来源可由碳水化合物和适量的脂肪提供，以淀粉类食物为宜，如藕粉、荸荠、粉丝、粉皮、凉粉、马铃薯、芋、芨、南瓜等。

②限制蛋白质的摄入量。蛋白质的摄入对肾功能不全的患者来说是相当矛盾的——患者需要补充蛋白质，但是蛋白质不能补足。其具体的需要量要根据患者肾功能的实际情况而定，而且要以优质蛋白如鸡蛋、肉类、鱼等为宜。一般而言，中度肾功能不全者摄入蛋白质按每日1~2克/千克体重为宜，而严重肾功能不全者则按每日0.6克/千克体重为宜。

③要低磷高钙饮食。肾功能不全者往往会出现血磷升高血钙偏低的情况，所以要限制高磷食物的摄入，如南瓜子、葵花籽、杏仁、扇贝等不宜食用。

④适量地摄入水和钠盐。肾功能不全的患者如果没有高血压和浮肿等症状，提倡低盐饮食，每天食盐不超过2克，水分不必严格限制；若

有高血压和浮肿时，钠盐的限制应在25毫克/千克体重以下，患者应忌食咸菜、泡菜、咸鱼等盐分高的食物，水分的摄入也应适量。

⑤限制钾的摄入。肾功能不全的患者后期可出现钾的滞留，而钾过多会引起心跳骤停，所以患者要避免食用一些含钾丰富的食物，如蘑菇、豆类、木耳、海带、干果等。

⑥补充维生素。因为肾功能不全的患者常会合并有贫血，而又由于饮食的种种限制，容易导致造血原料的缺乏，而维生素就是造血原料中不可或缺的，如叶酸、B族维生素、维生素D等，患者可以服用一些维生素制剂。

⑦饮食宜清淡、易消化，避免食用含纤维素丰富的食物，如玉米、荞麦、白笋、木耳等。

【参考食谱】

桑葚蜂蜜汤

材料：鲜桑葚150克，蜂蜜适量

做法：将桑葚用清水洗净，然后入锅加水少许煎汁，先用大火煮沸，再转以小火煮至汤汁浓稠，加蜂蜜拌匀即可。

功效：本品能滋阴养血、补肝益肾。适用于肾功能不全患者。

莲子猪肉汤

材料：莲子30克，龙须菜50克，腐竹100克，猪瘦肉80克，盐少许

做法：将腐竹、龙须菜用水浸泡好，然后切成丝；莲子洗净；瘦肉洗净，切片，入沸水锅氽去血水后捞出。将以上食材一同入锅加水煮汤，至食材熟烂，加盐调味即可。

功效：本品能清热利水、补肾健脾。适用于肾功能不全患者。

小米山药粥

材料：小米50克，干山药15克

做法：将小米用清水淘洗净，山药研成末。将小米入锅，加水适量，用大火煮开后加入山药末拌匀，转小火续煮至粥成即可。

功效：本品能健脾益肾。适用于肾功能不全患者。

枸杞蒸燕窝

材料：枸杞15克，燕窝20克，冰糖适量

做法：将燕窝用清水泡涨，去除杂质；枸杞洗净。然后将燕窝、枸杞、冰糖放入碗中，加水适量隔水蒸熟即可。

功效：本品能补中益气、养阴益肾。适用于肾功能不全患者。

薏米鸡汤

材料：薏米50克，乌鸡1只，盐少许

做法：将乌鸡收拾干净，薏米用清水泡发好后洗净。将薏米塞入鸡肚中，入锅加水适量炖汤，先用大火煮开后，再转以小火煮至肉熟烂，加盐调味即可。

功效：本品能益气养血、利湿健脾。适用于肾功能不全，症见贫血、水肿等。

十二、急性肾功能衰竭患者的饮食调养方案

急性肾衰竭是由各种原因引起的肾功能在短时间内（几小时至几周）突然下降而出现的氮质废物滞留和尿量减少的综合征。

导致急性肾衰的主要病因有：各种原因的液体丢失和出血导致肾血流量减少；肾毒性物质，如生物毒素、化学毒素、抗菌药物、造影剂等；尿路梗阻，如输尿管结石、前列腺增生、膀胱功能失调等导致尿路梗阻，继而引起肾小球滤过率下降。

急性肾衰的主要表现为尿少（每天尿量少于400毫升），不过也有非少尿型的急性肾衰，一般来说，非少尿肾衰患者的病情大多较轻，预后较好。除此之外，还并发有以下一些症状：消化系统症状，如食欲减退、恶心呕吐、腹胀、腹泻等；呼吸系统症状，如呼吸困难、咳嗽、胸痛等；循环系统症状，如高血压、心律失常、心力衰竭、水肿、贫血、酸中毒等；神经系统症状，如意识障碍、躁动、谵妄、抽搐、昏迷等尿毒症脑病症状；水、电解质和酸碱平衡紊乱。

【饮食原则】

急性肾衰竭若并发多器官衰竭的话，其死亡率高达50%～80%，所以出现急性肾衰时要积极治疗，同时在饮食上注意调理对其预后是有较大作用的。急性肾衰的患者在饮食上需要遵循以下几点：

①热量供给充足。急性肾衰的患者为了减轻对肾脏的损害，限制了很多营养物质的摄入，同时又有消化道的相关症状，进食较少，体内能为机体供能的物资是少之又少，所以要供给足够的热量为机体供能。

而供能的物质主要以淀粉类（如藕粉、橙粉等）和糖类（如蜂蜜、冰糖等）为主。

②限制水液摄入量。由于急性肾衰的排尿较少，体内的水液聚集，心脑血管负荷加重，易出现呼吸困难、高血压等症状，所以要限制水的摄入。一般急性肾衰竭患者当日的摄水量为前一天的尿量加上500~600毫升，若患者的尿量逐渐增加，饮水量也可随之增加。

③限制蛋白质的摄入量。患者需要补充蛋白质，但是蛋白质的摄入量要有限，以免摄入过多对肾脏造成损伤。少尿期的患者一般供给少量的优质蛋白质（如鲜奶、肉类、蛋类等），每日约16克，避免食用植物蛋白（如豆类）。当病情转至多尿期时，蛋白质的摄入量可增加到每日45克左右，其中优质蛋白应占一半以上。

④限制盐的摄入量。急性肾衰的患者如出现有水肿、高血压时要限制盐的摄入量，每日的食盐量以不超过3克为宜。

⑤限制钾的摄入。由于患者肾脏有损伤，无法将多余的钾离子排出，所以常常会造成高钾血症，所以要限制钾的摄入，避免食用含钾元素丰富的食物，如蘑菇、紫菜、海带、香蕉、西红柿等。

⑥补充充足的维生素。由于限制食物的摄入，很容易导致机体营养不均衡，造成维生素缺乏，补充维生素有利于组织的修复，对病人的恢复有益，可以食用富含B族维生素及维生素C的食物，如白菜、莲藕、苋菜等。

⑦提倡清淡饮食和食用软食，避免食用硬食（如油炸食物）和辛辣刺激食物。

【参考食谱】

补髓汤

材料：甲鱼1只，猪骨髓150克，葱段、姜片各适量，盐少许

做法：将甲鱼宰杀，去内脏和头，斩件并洗净，然后将其入沸水锅汆水去血水后捞出；猪骨髓洗净，放入碗内。将甲鱼肉放砂锅内，加葱、姜片、水适量，先用大火煮沸，再转小火煮至甲鱼肉熟烂，再放猪骨髓煮熟，加盐调味即可。

功效：本品能滋阴补肾。适用于急性肾功能衰竭患者。

燕窝汤

材料：燕窝10克，冰糖30克

做法：将燕窝用温水泡发后，去除杂质，切成条备用。锅内烧水，放入冰糖煮至完全溶化，倒入燕窝，水沸后即可。

功效：本品能补中益气、补虚损。适用于急性肾功能衰竭患者。

枸杞鸽蛋汤

材料：鸽蛋4个，枸杞15克，制黄精10克

做法：将鸽蛋煮熟后去壳；枸杞、制黄精用清水洗净。将鸽蛋、枸杞、制黄精一同入锅，加水适量煮汤即可。

功效：本品能补肾益气、滋阴补脾。适用于急性肾功能衰竭患者。

小米红枣粥

材料：小米100克，赤小豆30克，红枣6枚，鲜山药150克

做法：将赤小豆用清水泡发洗净，红枣洗净；山药去皮，切块并洗净。小米淘洗干净与以上食材一同入锅，加水适量煮粥，至粥成即可。

功效：本品能健脾和胃、利水养血。适用于肾功能衰竭患者。

山药鸡汤

材料：鲜山药100克，乌鸡1只，姜片适量，盐少许

做法：将乌鸡收拾干净，山药去皮切块并洗净。将乌鸡、山药、姜片同入锅，加水适量，先用大火煮开后，再转以小火煮至鸡肉熟烂，加入盐调味即可。

功效：本品能益气养阴、补肾健脾。适用于急性肾功能衰竭，症见体虚乏力、食欲不振等。

十三、慢性肾功能衰竭患者的饮食调养方案

慢性肾衰竭是指由慢性肾脏病（可由各种原因引起的慢性肾脏结构和功能障碍）引起的肾小球滤过率下降及与此相关的代谢紊乱和临床症状组成的综合征，简称慢性肾衰。慢性肾衰的进展可以分为四个阶段：肾功能代偿期；肾功能失代偿期；肾功能衰竭期（尿毒症前期）；尿毒症期。

调查显示，近20年来慢性肾衰在人类主要死亡原因中占第五位到第九位，是构成人类生存的重要威胁之一。导致慢性肾衰的病因主要有糖尿病肾病、高血压、肾小动脉硬化、肾小球肾炎、遗传性肾病等一切引起肾病的原因均可导致慢性肾功能衰竭。

慢性肾衰的主要表现有：水、电解质代谢紊乱；蛋白质、糖类、脂肪和维生素代谢紊乱；心血管系统表现，如高血压、心衰、心肌病等；呼吸系统症状，如气短、气促等；胃肠道症状，如食欲不振、恶心呕

吐、消化道出血等；贫血和出血倾向；神经系统症状，如疲乏、失眠、记忆力减退、昏迷等。

【饮食原则】

慢性肾衰的患者除了要接受药物治疗外，在饮食上也要合理地进食。合理的饮食不仅能延缓慢性肾衰的进展，还能纠正代谢，改善患者的生活质量，对提高患者生存率大有裨益。患者在饮食上需要遵循以下几点：

①限制蛋白质的摄入量。肾功能衰竭患者，蛋白质代谢紊乱，常有蛋白尿的出现，为了机体的需要，蛋白质要补充，但是过多的蛋白质又会对肾脏造成损伤。一般而言，肾功能衰竭患者每日的蛋白质摄入量应控制在30克以内。而蛋白质的摄入以优质蛋白质为宜，因为低质蛋白（植物蛋白）利用率较低，而且代谢后产生的含氮废物较多，所以不宜食用此类蛋白，如豆类及其制品。

②供给适量的热量。患者摄取的蛋白质有限，再加上摄入食物的限制，机体常出现供能不足的情况，所以要补充热量给机体供能，其中供能的食物以淀粉和糖类物质为主。若患者是由糖尿病引起，则此类食物要慎重食用。

③低脂饮食。慢性肾衰患者的脂肪代谢紊乱，而高血脂症也是慢性肾衰竭的常见并发症，所以患者要限制脂肪的摄入，避免食用脂肪含量高的食物，特别是含饱和脂肪酸高的食物不宜。

④合理地补充钠和钾。患者如果出现严重的水肿和高血压时，应该严格控制钠盐的摄入量，每日的摄盐量控制在2克以内，无此现象时，

则不必限制，但要避免食用含盐高的食物，饮食以清淡为主。肾功能衰竭患者血钾的浓度一般较正常人高，所以患者要避免食用一些含钾高的食物，如蘑菇、白笋、香菜、紫菜等。

⑤合理饮水。患者常有水肿和循环系统症状，过多饮水，会加重心血管负担，所以饮水要适量、合理。一般患者当日的饮水量为前一天的排尿量再额外加上500毫升水液。

⑥补充维生素。由于患者代谢异常，且营养摄入不足，常会导致体内水溶性维生素水平下降，所以需要补充维生素，尤以维生素D为宜。

【参考食谱】

芝麻兔肉

材料：黑芝麻30克，兔肉500克，葱段、姜片、香油各适量，盐少许

做法：将黑芝麻去除杂质，入锅炒香；兔肉收拾干净，与姜片、葱同入锅，加盐、水适量煮熟，然后捞出斩件，加入黑芝麻、香油、盐拌匀即可。

功效：本品能补肝益肾、健脾养血。适用于肾功能衰竭患者。

马齿苋薏米粥

材料：鲜马齿苋50克，薏米30克，粳米50克

做法：将马齿苋用清水洗净，入沸水锅氽水后捞出，沥干；薏米泡发好洗净，粳米淘洗干净。将薏米、粳米同入锅，加水适量，用大火煮开后再下入马齿苋，再转小火煮至粥成即可。

功效：本品能清热解毒、健脾利湿。适用于肾功能衰竭，症见食欲不振，有炎症等。

玉米须莲子汤

材料：玉米须、莲子各30克

做法：将玉米须用清水洗净，莲子用水泡发一段时间后洗净，然后将其与玉米须一同入锅加水煮汤，煮至莲子熟烂即可。

功效：本品能益肾健脾、利尿消肿。适用于慢性肾功能衰竭患者，症见水肿等。

木耳红枣汤

材料：黑木耳30克，红枣10枚，冰糖适量

做法：将黑木耳浸泡好、洗净，红枣洗净。将黑木耳、红枣、冰糖一同入锅，加水适量，先用大火煮开，再转以小火续煮至木耳熟烂即可。

功效：本品能补气养血、降压。适用于肾功能衰竭，症见贫血、高血压等。

黑木耳肉丝

材料：黑木耳200克，猪肉100克，盐少许，调和油适量

做法：将黑木耳用清水泡发洗净，猪肉切丝洗净。油锅烧热，下入猪肉丝煸炒至熟，加水、黑木耳翻炒5分钟至熟，加入盐调味即可。

功效：本品能补气养血、滋阴补肾。适用于慢性肾功能衰竭患者。

十四、尿毒症患者的饮食调养方案

慢性肾功能衰竭的终末期即为人们常说的尿毒症。尿毒症不是一种独立的疾病，而是各种晚期的肾脏疾病共有的临床综合征。

尿毒症的症状以代谢性酸中毒及水、电解质平衡紊乱最为常见，除此以外还包括有：蛋白质、脂肪、糖类及维生素代谢紊乱；心律失常、心肌受损、心力衰竭等心血管系统表现；厌食、呕吐、腹泻等胃肠道症状；气短、气促、呼吸慢而深等呼吸系统症状；贫血、出血、瘀斑等血液系统表现；反应淡漠、谵妄、惊厥、昏迷等神经系统症状等。

尿毒症的出现说明肾脏已大部分损害，想要修复几乎不可能，最好的方法就是肾脏替代治疗，即透析。

【饮食原则】

健康合理地饮食对尿毒症患者来说是非常重要的，"吃得好"对患者带来的损害就小，"吃得不好"当然带来的害处就多了。尿毒症患者在饮食上需要遵循以下几点：

①适当的热量供应。尿毒症患者常有蛋白质摄入不足的情况，为了保证身体重要器官能量的供应，会使蛋白质合成减少和肌蛋白分解增加，结果会使血肌酐更加升高，对患者不利，所以需要适当地补充热量。摄取的热量最好来自谷类食物，不要食用含蛋白质高、含脂肪高的食物。

②未进行透析治疗的尿毒症患者，应给予适量的优质蛋白饮食。未进行透析的病人血氮含量较高，而低质蛋白的利用效率低，而且代谢产生的氮含量也高，所以不宜食用低质蛋白。优质蛋白主要存在于动物蛋白，如鲜奶、鸡蛋、鱼类、肉类等中。一般认为每日蛋白质摄入量为0.5克/千克体重。

③进行透析治疗的尿毒症患者，不应过于严格限制蛋白质的摄入

量。患者蛋白质的摄入量以维持在每日不超过2克/千克体重为宜。

④适当地水分和钠盐的摄入量。尿毒症患者出现水肿或少尿时，每日食盐量应该控制在3克以内；若出现有严重水肿、高血压及心衰时，钠盐的摄入就要严格控制，每日不超过1克。水的具体摄入量要根据患者的尿量而定。

⑤合理地摄入钾。当尿毒症患者有尿量少、水肿时，一般血钾的浓度较高，此时应该少食用含钾丰富的食物，如蔬菜、水果，当尿毒症患者使用利尿剂时，此时血钾的浓度会偏低，患者可以适当地吃一些蔬菜、水果，以补充钾。

⑥适当地补充钙和维生素。患者每日应补充钙2~5克，同时应注意补给富含B族维生素和维生素C的食物。

⑦食物中所含的嘌呤成分也是导致结石的诱因。含嘌呤较高的食物有动物内脏、排骨、各类肉汤、海鲜、扁豆、菜花、香菇、木耳等，所以该类食物要少食。

⑧要避免粗糙食物对消化道的机械性损伤而导致消化道出血。

【参考食谱】

红枣羊骨糯米粥

材料：红枣6枚，羊骨1根，糯米100克

做法：将羊骨剁碎，洗净，入沸水锅汆去血水后捞出；红枣洗净。糯米淘洗净与红枣、羊骨同入锅，加水适量煮粥，煮至粥成即可。

功效：本品能补肾强筋、健脾养胃。适用于尿毒症患者。

绿豆西瓜皮汤

材料：绿豆30克，西瓜皮适量

做法：将绿豆用清水泡发好，然后洗净，入锅加水煎汤。煎煮至汤色碧绿澄清时，去掉绿豆，留取汁液，加入洗净切好的西瓜皮续煮，煮沸后关火即可。

功效：本品能清热解毒、利水消肿。适用于尿毒症，症见酸中毒等。

鸡蛋土豆汤

材料：鸡蛋1个，土豆200克，盐少许，香油适量

做法：将鸡蛋打散调匀；土豆去皮洗净并切丝，浸泡一会儿后再入锅加水适量煮汤，煮至土豆熟烂时调入鸡蛋，稍煮片刻加入盐、香油即可。

功效：本品能和胃消肿、养血。适用于尿毒症，症见贫血、水肿等。

麦淀粉饼

材料：麦淀粉200克

做法：将麦淀粉用水调成糊，将其用文火烙成小圆薄饼即可。

功效：本品能养益心肾、健脾除烦。适用于尿毒症患者。

西瓜汁

材料：西瓜肉1000克，白糖适量

做法：将西瓜肉切块与白糖拌匀，或将西瓜肉入榨汁机榨汁，倒入杯中调入白糖拌匀也可。

功效：本品能清热解毒、利尿。适用于尿毒症患者。

十五、肾结石患者的饮食调养方案

肾结石是指在患者的肾盂、肾盏或肾盂与输尿管的连接部位有矿物质结晶（或结石）的存在。这些结晶体积小的可以如沙粒般细小，但是大的则可以如高尔夫球般大。目前人们发现结石成分的种类有32种，而常见的结石成分有草酸钙、磷酸钙、尿酸盐、磷酸铵镁、胱氨酸及黄嘌呤等，其中以草酸钙最为多见（在结石中所占比例为80%）。

肾结石的患者大多没有症状，只有当肾结石从肾脏掉落到输尿管造成输尿管的尿液阻塞时才会有症状。其常见的症状有血尿（镜检或肉眼血尿）、腰痛、盗汗、疼痛目眩、恶心、呕吐、烦躁不安、腹部闷痛等，如果合并有尿路感染时，可能出现畏寒、发热等现象。

导致肾结石的病因主要与原发性、其他疾病（代谢异常等）和饮食习惯有关，其中数饮食最为重要，如常食用含草酸过多的食物，长期高脂肪、高蛋白、高糖饮食等均可导致结石的形成。

【饮食原则】

饮食对肾结石的形成有很大的影响，可以说多数的结石患者与日常生活习惯和饮食脱不了干系，所以结石患者要明确如何吃是关键。而问题是很多患者不知道什么该吃，什么不该吃，引发急性肾绞痛发作后才悔不当初。一般来说，肾结石患者在饮食上需要遵循以下几点：

①要注意多喝水。患者多喝水可以加速体液代谢循环，能促进结石的排出，所以患者每天至少要喝水2000～3000毫升，特别是在睡前要喝水。

②合理地食用含钙的食物。若患者的结石成分主要为钙，则患者要少食用含钙高的食物，如田螺、奶酪、蕨菜、油菜、虾皮、虾、豆腐干等。若患者结石成分为草酸钙成分，则含草酸丰富的食物不宜食用，如菠菜、豆类、甜菜、芹菜、葡萄、草莓、巧克力、青椒、香菜及甘蓝菜科等，同时也要避免酒精、咖啡因、茶等饮品饮用。

③蛋白质要合理地摄入。蛋白质与结石的形成有很大的关联，减少蛋白质的摄入能降低结石形成的机会，所以高蛋白的食物不宜食用，如墨鱼、海参等鱼类、肉类及豆制品等。

④食盐要限制。结石患者要少吃盐，特别是草酸钙结石的患者，一般每日的摄盐量为2～3克。同时要避免食用含盐分过高的食物，如咸菜、咸鱼等。

⑤限制维生素C和维生素D的摄入量。维生素C和维生素D摄入过多都会促进草酸钙结晶的形成，所以患者要少食用该成分过高的食物，如苋菜、木瓜、桂圆、栗子等。

⑥多吃含纤维素丰富的食物。多吃含纤维素丰富的食物可以防止结石的形成，所以患者可以多食用此类食物，如米糠、麸皮、荞麦、木耳等。

【参考食谱】

核桃仁冰糖饮

材料：核桃仁150克，植物油适量，冰糖30克

做法：将核桃仁用植物油炸酥，并研成细末备用；冰糖入锅，加水少许，熬煮成冰糖水，然后将核桃仁末撒入冰糖水中拌匀即可。

功效：本品能促进物质排泄、润肠通便。适用于肾结石患者。

莲藕冬瓜汤

材料：莲藕150克，冬瓜200克，盐少许

做法：将莲藕洗净，切片；冬瓜去皮、去瓤洗净，切片。将莲藕和冬瓜一同入锅，加水适量，用大火烧开后，再转以小火煮至莲藕和冬瓜熟烂，加盐调味即可。

功效：本品能清热生津、利尿。适用于结石患者。

西瓜莲藕汁

材料：西瓜肉300克，莲藕200克，蜂蜜少许

做法：将莲藕洗净，切块，然后与西瓜一同入榨汁机中榨汁，倒入杯中加入蜂蜜调匀即可。

功效：本品能清热利尿、凉血散瘀。适用于肾结石患者，症见发热、腰痛、血尿等。

木耳汤

材料：黑木耳60克，盐少许，味精、香油各适量

做法：将黑木耳用清水泡发洗净，去除根部，然后入锅加水适量煮熟，加入盐、味精、香油调味即可。

功效：本品能补气养血、通淋排石。适用于肾结石患者。

赤小豆内金粥

材料：赤小豆30克，鸡内金15克，粳米50克，白糖少许

做法：将赤小豆用水泡发洗净，鸡内金焙干研磨为粉末。将粳米淘洗干净后与赤小豆同入锅，加水适量煮粥，煮至粥成时加入白糖拌匀即可。

功效：本品能利尿祛湿、消石。适用于结石患者。

附录：具有肾毒性的西药一览

1.抗生素

抗生素（antibiotic），是由微生物（包括细菌、真菌、放线菌属）所产生的具有抑制其他类微生物生长、生存的一类次级代谢产物，以及用化学方法合成或半合成的类似化合物。广义上，抗生素包括抗细菌抗生素、抗真菌抗生素以及对付其他微小病原之抗生素；但临床实务中，抗生素常常是指抗细菌抗生素。

氨基糖苷类

【代表药物】新霉素、庆大霉素、卡那霉素、妥布霉素、链霉素、阿米卡星

【肾毒性】急性肾小管坏死、急性间质性肾炎

【机制】氨基糖苷类药物经过肾脏代谢，会蓄积在肾脏并损害肾小管上皮细胞，其机制主要为：药物被重吸收进入肾脏的近曲小管上皮细胞，经细胞膜的吞饮作用进入细胞质的空泡，并与溶酶体融合，在溶酶体内形成髓样小体，溶酶体肿胀破裂后，药物再进入其他细胞器，最后导致细胞死亡。发生肾毒性反应时会出现蛋白尿、管形尿甚至无尿症。

【预防措施】氨基糖苷类的肾毒性是可逆的，停药后肾功能会得到恢复。防止肾损害需要注意以下几点：

①注意给药方法的影响：有研究表明氨基糖苷类1日1次给药所引起的副作用要低于1日多次给药或持续静脉给药，而且对肾皮质的药物蓄

积量也最低。

②避免药物协同作用：有些氨基糖苷类药物单独使用毒性并不大，若同时与利尿剂（如呋塞米、布美他尼）联合使用时，其毒性大大增强。应注意避免与其他肾毒性药物配伍应用，以免发生相乘作用。当在水、电解质严重紊乱的情况下应慎用，以免加重肾损害。

③尿液检测：尿液检测是避免药物对肾脏严重损害最有效的途径。当出现少尿、无尿或尿液中检测出含蛋白质、管型蛋白时，应停止服用此类药物。

头孢菌素类

【代表药物】先锋霉素Ⅰ（头孢噻吩）、先锋霉素Ⅱ（头孢噻啶）、先锋霉素Ⅴ（头孢唑啉）、先锋霉素Ⅵ（头孢拉定）、头孢哌酮

【肾毒性】急性肾小管坏死、急性间质性肾炎

【机制】头孢菌素类抗生素对肾脏有直接损害作用，特别是第一代头孢肾毒性要大于第二代，而第三代和第四代头孢在正常用量下基本无肾毒性。其主要机制为：头孢菌素类在体内代谢率差，尤其静脉给药时，肾脏更易积聚高浓度的此类药物从而改变肾小球通透性或析出结晶损伤肾毛细血管。另外，本品进入体内后主要集中分布于近曲小管上皮细胞和肾间质组织，大剂量应用时尿液浓度过高，可引起近曲小管坏死和急性肾衰。此类药物肾毒性通常的反应为血尿、蛋白尿、管型尿及肾功能减退。

【预防措施】药物不合理的应用是导致肾毒性的主要原因，患者用药时需要注意以下几点：

①避免静脉给药：静脉给药是导致血尿的最主要原因，约占到90%

以上。所以能口服的药物要避免皮下给药，能肌肉注射的避免静脉注射，静脉给药是最后一道防线，只有在危重、紧急情况下使用。

②注意联合用药：服用头孢菌素类药物时要避免服用其他肾毒性药物，如不宜与非甾体抗炎药、氨基糖苷类及高效利尿药同用。

③选择肾毒性较低的药物。

④停止用药或在不影响治病情况下降低用药量。

青霉素类

【代表药物】甲氧西林、氨苄西林（氨苄青霉素）

【肾毒性】急性间质性肾炎

【机制】青霉素类抗生素的毒性作用很小，本身无明显肾毒性，主要是通过过敏反应引起肾间质损害，临床症状多在服药后7～10日出现。属于过敏反应，与剂量的大小无关。此类药物肾毒性的反应有血尿、轻中度蛋白尿、无菌性白细胞尿，伴有发热、皮疹等过敏症状。

【预防措施】预防此类药物对肾脏损伤需要注意以下几点：

①注射前要询问有无过敏史，须先做皮试。

②老年或肾功能减退的患者，使用此类药物要注意剂量。

磺胺类

【代表药物】磺胺嘧啶、磺胺二甲嘧啶、新诺明（磺胺甲恶唑）、磺胺甲基异恶唑（菌得清）

【肾毒性】急性间质性肾炎

【机制】多因此类药物在尿道或膀胱内形成结晶或沉淀引起尿路梗阻所致，同时析出的结晶还可引起过敏导致过敏性肾损害。此类药物肾毒性的反应有血尿、结晶尿、腰痛。若该药物会引起溶血性贫血，还可能出现血红蛋白尿。出现过敏时，则还有过敏的症状。

【预防措施】

①液体的摄入量要充分。摄入充分的水液可以防止结晶尿，保证每天的排尿量要在1200～1500毫升。

②肾功能不全时禁止服用此药物。

③定期检查尿液，防止结晶尿的发生。

④服用此类药物时要避免与酸性食物、糖类、果汁等同服。磺胺类药物为弱酸性，在酸性环境下容易析出结晶，而在碱性环境时，溶解度增大。

2.抗肿瘤药

抗肿瘤药是指能诱导肿瘤细胞分化，抑制肿瘤细胞增殖或者导致肿瘤细胞死亡的一类药物。

【药物代表】顺铂、光辉霉毒、丝裂霉素C、亚硝基脲类、5-氟尿嘧啶、甲氨蝶呤、链佐星

【肾毒性】肾后性急性肾功能衰竭（尿路梗阻引起的急性肾衰）

【机制】抗肿瘤药物可以直接和间接地损害肾脏，而大多数抗肿瘤药物都是直接性作用引起泌尿系统毒性反应。间接性损害指肿瘤细胞对药物高度敏感时，肿瘤细胞迅速崩解，产生大量的尿酸，形成结晶堵塞输尿管导致尿酸性肾病综合征。此类药物肾毒性的反应有呕吐、嗜睡、食欲低下、少尿或无尿，有时可伴一侧腹痛及肉眼血尿。

【预防措施】

①补充大量液体。在化疗时，患者需要补充足够的液体或给以利尿，可以减少尿酸结晶的析出。

②注意联合用药。化疗药物不宜与有肾毒性的药物同用，如氨基糖苷类等。

③碱化尿液。

④注意酸化药物的使用。服用酸性药物（磺胺类、四环素、非甾体抗炎药等）能酸化尿液，能增加结晶的析出。

3.止痛药

止痛药是指一类能完全或部分缓解疼痛的药物。

【代表药物】非那西丁、氨基比林、对乙酰氨基酚、阿司匹林、保泰松、安乃近

【肾毒性】急性肾小管坏死

【机制】止痛药肾毒性的发生与竞争性抑制前列腺素合成密切相关，抑制肾脏生成前列腺素，继发肾血管收缩。另外，药物代谢产生毒性代谢产物，继而产生细胞毒作用损害肾脏。一般在服药3个月后可引发。此类药物的肾毒性反应有夜尿增多、无菌性脓尿、蛋白尿、血尿。

【预防措施】

①注意联合用药。患者不要同时服用两种或两种以上的止痛药，否则会使药物的肾毒性增加。

②注意用药时间和剂量。一般服用止痛药的时间长、剂量大，其毒性作用也会加大。

③选用毒性小的药物。

4.非甾体抗炎药（NSAID）

甾体是广泛存在于自然界中的一类天然化学成分，如植物甾醇、胆汁酸等，而非甾体抗炎药是指不含有甾体结构的抗炎药，能解热、镇痛、消炎。

【代表药物】吲哚美辛、舒达宁、托美丁、布洛芬、消炎痛、奈普生、安替比林、消痛灵

【肾毒性】急性肾小管坏死

【机制】其作用机制为抑制环氧合酶，导致有舒张血管的前列腺素合成障碍，导致肾血流量减少或缺血，继而引起肾功能衰竭。若长期服用此类药物（超过3年以上）则会引发以肾乳头坏死为特征的镇痛剂肾病。此类药物的肾毒性反应有水肿和钠潴留、尿量减少或无尿。

【预防措施】
①严格掌握药物的使用，防止滥用。
②避免药物大剂量、长期应用。
③避免联合用药。不要与有肾毒性的药物同用，否则会增加毒性。
④服用利尿剂、皮质激素、氨基糖苷类时要避免服用该类药物。

5.血管紧张素转换酶抑制剂（ACEI）

血管紧张素转换酶是催化血管紧张素 I 转化为血管紧张素 II（具有强烈收缩血管作用）的作用酶，而血管紧张素转换酶抑制剂就是指能抑制血管紧张素转换酶活性的化合物。

【代表药物】卡托普利、依那普利

【肾毒性】肾前性急性肾衰

【机制】ACEI作用的主要机制为它能优先扩张肾小球出球小动脉，导致肾小球滤过率下降而致。另外，患者本身患有疾病，如肾动脉狭窄、血栓形成、多囊肾、心衰等情况，在使用该类药物时也可导致。ACEI肾毒性的反应有无症状性血肌酐升高、血钾上升、少尿或无尿。

【预防措施】

①避免与速尿和非甾体抗炎药同用。

②肾动脉狭窄患者不宜使用此类药物。

③血肌酐升高时要停止用药。

④补充足够的水液。补充水液（可以补充生理盐水），可以稀释血肌酐浓度。

⑤避免使用保钾类的利尿剂。主要为了防止血钾浓度升高。

6.造影剂

造影剂也称为对比剂，是一种X光无法穿透的药剂，是为增强影像观察效果而注入（或服用）到人体组织或器官的化学制品。

【代表药物】任何含碘的造影剂，如碘化钠、泛影钠

【肾毒性】急性肾衰

【机制】造影剂既不被分泌也不被重吸收，几乎完全由肾脏排泄，特别是离子型的造影剂，其克分子渗透压浓度大，有直接肾毒性作用（主要是损害肾小管细胞的线粒体及胞膜），同时，造影剂易引起肾脏血管强烈收缩，导致肾髓质缺血缺氧，损害肾脏。另外，造影剂还可引起氧自由基产生，氧自由基既有细胞毒作用，也能导致缺血损伤及免疫

介导的组织损伤。造影剂肾毒性的反应有血肌酐升高、蛋白尿。

【预防措施】

①应用造影剂要选择合适的适应证和时机。患者有肾功能损伤、糖尿病、心衰，或服用其他肾毒性药物时，使用造影剂对肾脏损伤较大，易引起急性肾衰。

②避免联合用药。应用造影剂时要停用非甾体抗炎药、氨基糖苷类抗生素、万古霉素、两性霉素B。

③选择合适的造影剂和注意剂量。造影剂分为离子型和非离子型两种，离子型的肾毒性较非离子型大，而等渗非离子造影剂引起肾损害的机会最少。造影剂的剂量要根据血清肌酐水平计算出安全剂量。

④补充液体。补液是目前公认的预防造影剂肾病最有效的方法，可以减轻造影剂引起的渗透性利尿，能改善肾灌注，降低造影剂浓度。

7.利尿剂

利尿剂是指一切能增加尿液量的药物。

【代表药物】氢氯噻嗪、呋塞米、氨苯蝶啶、利尿酸

【肾毒性】急性间质性肾炎

【机制】各种利尿剂都有潜在的肾毒性，应用时都有可能引起肾损害，其主要发生机制为药物的细胞毒作用，过敏反应，利尿引起的水、电解质及酸解平衡紊乱等均可引起肾损害。利尿剂肾毒性的反应有低钾血症，尿酸血症，少尿、无尿或血尿。

【预防措施】

①注意体重变化。患者使用利尿剂时，要注意自己的体重，以便于

及时调整用药。

②补充钾。使用利尿剂时患者会出现低钾血症，所以要补充钾。

③注意联合用药。使用利尿剂时不要与其他有肾毒性的药物同用，如非甾体抗炎药、氨基糖苷类抗生素等。

8.脱水剂

脱水剂是一类能提高渗透压，使血浆与组织之间形成渗透压梯度，引起组织脱水的药物。

【代表药物】甘露醇

【肾毒性】急性肾衰

【机制】脱水剂的利尿效果明显，容易导致渗透性肾病，其主要机制为脱水剂引起肾小管渗透压上升过高，导致肾小管上皮细胞损伤。此类药物肾毒性的反应有尿量减少。

【预防措施】

①严格掌握各种脱水剂的适应证。在脱水剂中引起肾功能损伤的主要为甘露醇，清楚患者病症，选择合适的脱水剂是预防肾损害的关键。

②用药剂量不要过大。有统计数据表明，97%的肾衰发生于使用甘露醇大于150克/天。

③用药时间不要过长。

④避免药物的联合作用。使用脱水剂药物时不要与氨基糖苷类和头孢类抗生素联合应用。

9.生物制剂

生物制剂是指以各类具有医研价值的碳基生物（以碳元素为有机物质基础的生物为碳基生物，几乎地球上已知的生物都为碳基生物）为原料，通过传统技术或现代生物技术制造，作用于人体各类生理症状的预防保健、诊断治疗的各种形态制剂。

【代表药物】干扰素、白介素

【肾毒性】急性肾衰

【机制】干扰素有直接的肾毒性，主要表现在急性间质性肾炎、急性肾小管坏死；白介素主要是通过降低肾脏血流量，导致肾脏低灌注，最终损害肾脏。此类药物肾毒性的反应有蛋白尿、血尿。

【预防措施】

①补充水液。补充水液可以降低药物肾毒性。

②选择合理的适应证和时机。明确药物的适应症，能用其他没有肾毒性药物替代的尽量不要用该类药物。

10.免疫抑制剂

免疫抑制剂是对机体的免疫反应具有抑制作用的药物，能抑制与免疫反应有关细胞的增殖功能，通过降低免疫反应而使组织损伤得以减轻的化学或生物物质。

【代表药物】糖皮质激素、环磷酰胺、环孢素A、普乐可复

【肾毒性】急性间质性肾炎

【机制】免疫抑制剂中数烷化剂中的环孢素A的肾毒性较大，主要

通过引起肾小管间质及肾血管的结构和功能的改变，使得肾血管收缩、肾血流下降、肾小球滤过率降低，导致急性肾功能障碍。此药物肾毒性的反应有少尿、无尿或蛋白尿。

【预防措施】

①药物肾毒性与剂量和用药时间长短有很大的关系，所以要严格掌握剂量和疗程。

②避免联合用药。服用此类药物时不要与两性霉素、氨基糖苷类、消炎痛、呋塞米合用，否则会加剧药物肾毒性。

③用药期间要严密监测尿酶、尿蛋白及肾功能。

④尽量选择药效好，而且肾毒性较小的药物。

11.抗病毒药

抗病毒药是指一类用于预防和治疗病毒感染的药物。

【代表药物】阿昔洛韦、阿德福韦、茚地那韦

【肾毒性】肾功能衰竭

【机制】该类药物在尿液中的溶解度低，当血容量不足导致尿液浓缩时，则易析出形成结晶，堵塞肾小管，从而损害肾脏。抗病毒药物肾毒性的反应有血尿、白细胞尿、蛋白尿和结晶尿。

【预防措施】

①出现肾脏问题时要停药。抗病毒药物引起的肾脏损害是可逆的，一般在停药一段时间后会自动恢复。

②避免与有肾毒性的药物联合使用。

12.麻醉剂

麻醉剂是指一种能让人暂时、可逆性丧失知觉的药物，分为全身麻醉药和局部麻醉药。全身麻醉药导致可逆的意识丧失，而局部麻醉药导致身体的有限区域的感觉可逆的损失，同时保持意识。

【代表药物】乙醚、甲氧氟烷

【肾毒性】梗阻性肾病

【机制】该类药物通过减少肾血流量，引起肾小球滤过率降低，肾血管萎缩导致肾脏受损，而有的麻醉剂则直接损害肾脏，如甲氧氟烷。另外，药物代谢会增加肾脏负担，也是导致肾损害的一个重要因素。麻醉剂肾毒性的反应有尿量减少。

【预防措施】

①补充液体。补充液体可以增加血液容量，防止肾血流量的不足。

②麻醉药的剂量要严格掌握。

③明确病症，具体选择是实行局部麻醉还是全身麻醉。能用局麻解决的问题不要用全麻。

13.维生素类

维生素是一系列有机化合物的统称，是生物体所需要的微量营养成分，而不能由生物体自己生产，需要通过饮食等手段获得的物质。

【代表药物】维生素D、维生素A

【肾毒性】慢性肾衰

【机制】维生素D若长期、过量服用容易导致高钙血症，而高血钙可致肾小管损害，使肾小管浓缩功能下降，导致肾功能下降，最终引起肾功能衰竭；维生素A摄入过多，可以导致积累性中毒，而且还会出现高尿酸血症，继而损伤肾脏。此类药物肾毒性的反应有多尿、蛋白尿。

【预防措施】

①控制药物的剂量。维生素并不是摄入得越多就越好，减少用药剂量和时间是预防药物肾毒性的有效途径。

②补充充分的液体。

14.抗癫痫药

抗癫痫药是指一类能减轻或消除癫痫发作的药物。

【代表药物】三甲双酮、卡马西平、酰胺咪嗪、苯妥英钠

【肾毒性】急性或慢性间质性肾炎

【机制】服用此类药物，一般来说有用药单一、服药时间长的特点，长此以往，就会导致血药浓度升高，而药物代谢最终要经过肾脏排出，如此就加重了肾的负担，对肾脏造成损害。另外，特异体质的人服用此类药物导致过敏，从而引起过敏性间质性肾炎。该类药物肾毒性的反应有少尿、无尿或蛋白尿。

【预防措施】

①要定期检查肾功能。由于患者对该类药物有依赖性，不能停用，否则就会诱发癫痫，所以要随时检测肾功能状况，做到早发现早治疗。

②注意用药剂量。

③避免与有肾毒性的药物同用。